临床内科诊疗与康复

王玉梅 等 主编

汕头大学出版社

图书在版编目（CIP）数据

临床内科诊疗与康复 / 王玉梅等主编. -- 汕头 ：
汕头大学出版社，2022.8
　ISBN 978-7-5658-4788-2

　Ⅰ. ①临… Ⅱ. ①王… Ⅲ. ①内科－疾病－诊疗②内
科－疾病－康复 Ⅳ. ①R5

中国版本图书馆CIP数据核字（2022）第159658号

临床内科诊疗与康复
LINCHUANG NEIKE ZHENLIAO YU KANGFU

主　　编：王玉梅　等
责任编辑：郭　炜
责任技编：黄东生
封面设计：梁　凉
出版发行：汕头大学出版社
　　　　　广东省汕头市大学路243号汕头大学校园内　　邮政编码：515063
电　　话：0754-82904613
印　　刷：廊坊市海涛印刷有限公司
开　　本：710mm×1000 mm　1/16
印　　张：11.5
字　　数：200千字
版　　次：2022 年 8 月第 1 版
印　　次：2023 年 1 月第 1 次印刷
定　　价：98.00 元
ISBN 978-7-5658-4788-2

编委会

前　言

　　医学科技伴随而来的是更多科学先进的诊疗设备与方法，我们将其逐步应用于临床，以帮助我们更好地服务于患者，帮助患者更好地摆脱疾病困扰。鉴于临床内科的飞速发展，本编委会特编写此书，为广大内科一线临床医务人员提供借鉴与帮助。本书内容引导临床医生了解疾病的发生、发展及诊疗康复的基本过程，理解临床诊疗实际上是临床疾病的诊查评定、治疗康复的循环过程，同时也要认识到临床诊疗康复还包括疾病的预防、康复、护理、健康知识的教育与指导，以及社会、心理和人文关怀，进而形成完整全面的临床思维。

　　本书主要包括上呼吸道、气管及支气管疾病，感染性肺疾病、肺循环疾病、呼吸衰竭、重症患者的镇痛与镇静、康复护理评定、康复治疗方法及康复护理等内容。本书在写作上力求浅显易懂、详略得当。本书也适合于对医学感兴趣、希望了解临床医学常见疾病基本诊疗常识、进行初步自我诊疗康复的读者。其中，临床疾病诊疗康复中的康复评定、康复治疗部分，尽管其为临床疾病诊疗康复的整体思维所必备，但因该部分所涉及的内容广泛，加之目前许多疾病尚无确定的康复评定和康复治疗标准，故在本书的具体疾病阐述中暂不涉及。

　　在本书编写过程中，我们得到了各级领导的重视和支持，以及各位专家的指导和帮助，对此我们表示衷心的感谢。但因时间仓促，疏漏或不足之处在所难免，敬请各位护理界同仁及读者提出宝贵意见，不胜感激。

目 录

第一章　上呼吸道、气管及支气管疾病 ································ 1

　　第一节　急性上呼吸道感染 ··································· 1

　　第二节　流行性感冒 ······································· 4

　　第三节　急性气管 - 支气管炎 ································ 10

第二章　感染性肺疾病 ··· 13

　　第一节　细菌性肺炎 ······································· 13

　　第二节　厌氧菌肺胸膜感染 ··································· 47

第三章　肺循环疾病 ··· 55

　　第一节　肺动脉栓塞 ······································· 55

　　第二节　肺水肿 ··· 70

　　第三节　慢性肺源性心脏病 ··································· 79

第四章　呼吸衰竭 ··· 89

　　第一节　呼吸衰竭的肺内表现 ································· 90

　　第二节　呼吸衰竭的肺外表现 ································· 94

第三节 气道湿化和雾化吸入疗法 ………………………………………… 104

第五章 重症患者的镇痛与镇静 ……………………………………… 122

第一节 重症患者的镇痛 …………………………………………………… 122

第二节 重症患者的镇静 …………………………………………………… 127

第六章 康复护理评定 ………………………………………………… 136

第一节 康复评定概述 ……………………………………………………… 136

第二节 康复护理评定的目的及步骤 ……………………………………… 137

第三节 康复护理常用的评定方法 ………………………………………… 141

第七章 康复治疗方法及康复护理 ……………………………………… 143

第一节 物理治疗的方法及康复护理 ……………………………………… 143

第二节 作业疗法的康复护理 ……………………………………………… 155

第三节 言语障碍的康复护理 ……………………………………………… 160

第四节 高压氧治疗的护理常规 …………………………………………… 165

参考文献 ……………………………………………………………… 174

第一章 上呼吸道、气管及支气管疾病

第一节 急性上呼吸道感染

急性上呼吸道感染是指自鼻腔至喉部之间急性炎症的概称，是呼吸道最常见的一种传染病。70%~90%由病毒引起，少数由细菌引起，细菌感染常继发于病毒感染之后。本病四季（多发于冬、春季）、任何年龄均可发病，通过含有病毒的飞沫、雾滴或经污染的用具进行传播，多数为散发性，但常在气候突变时流行。由于病毒的类型较多，人体对各种病毒感染后产生的免疫力较弱且短暂，并无交叉免疫，同时在健康人群中有病毒携带者，故一个人1年内可有多次发病。

一、病因和发病机制

急性上呼吸道感染多由病毒引起。主要有流感病毒（甲、乙、丙型）、副流感病毒、呼吸道合胞病毒、腺病毒、鼻病毒、艾柯病毒、柯萨奇病毒、麻疹病毒、风疹病毒。细菌感染可直接或继病毒感染之后发生，以溶血性链球菌为多见，其次为流感嗜血杆菌、肺炎球菌和葡萄球菌等。偶见革兰阴性杆菌。其感染的主要表现为鼻炎、咽喉炎或扁桃体炎。

急性上呼吸道感染常于机体抵抗力降低时发生，如受寒、劳累、淋雨等情况，原已存在或由外界侵入的病毒和（或）细菌迅速生长繁殖，导致感染。本病预后良好，有自限性，一般5~7日痊愈。常继发支气管炎、肺炎、鼻窦炎，少数人可并发急性心肌炎、肾炎、风湿热等。

二、诊断

（一）临床表现

根据病因不同，临床表现可有不同的类型。

1.普通感冒

俗称"伤风"，又称急性鼻炎，以鼻咽部卡他症状为主要表现。成人多数为鼻病毒引起，其次为副流感病毒、呼吸道合胞病毒、艾柯病毒、柯萨奇病毒等。起病较急，初期有咽干、咽痒或烧灼感，发病同时或数小时后，可有喷嚏、鼻塞、流清水样鼻涕，2～3日或以后变稠。可伴咽痛，有时由于咽鼓管炎使听力减退，也可出现流泪、味觉迟钝、呼吸不畅、声嘶、少量咳嗽等。一般无发热及全身症状，或仅有低热、不适、轻度畏寒和头痛。检查可见鼻腔黏膜充血、水肿、有分泌物，咽部轻度充血。如无并发症，一般经3～7日痊愈。

2.急性病毒性咽炎、喉炎

根据病毒对上、下呼吸道感染的解剖部位不同引起的炎症反应，临床可表现为咽炎、喉炎。

急性病毒性咽炎多由鼻病毒、腺病毒、流感病毒、副流感病毒及肠病毒、呼吸道合胞病毒等引起。临床特征为咽部发痒和灼热感，当有咽下疼痛时，常提示有链球菌感染；咳嗽少见；流感病毒和腺病毒感染时可有发热和乏力。体检咽部明显充血和水肿，颌下淋巴结肿大且触痛。腺病毒咽炎可伴有结膜炎。

急性病毒性喉炎多由鼻病毒、流感病毒甲型、副流感病毒及腺病毒等引起。临床特征为声嘶、讲话困难、咳嗽时疼痛，常有发热、咽炎或咳嗽，体检可见喉部水肿、充血，局部淋巴结轻度肿大和触痛，可闻及喘息声。

3.疱疹性咽峡炎

常由柯萨奇病毒A引起，表现为明显咽痛、发热，病程约1周。检查可见咽充血，软腭、腭垂（悬雍垂）、咽及扁桃体表面有灰白色疱疹有浅表溃疡，周围有红晕。多于夏季发作，多见于儿童，偶见于成人。

4.咽结膜热

主要由腺病毒、柯萨奇病毒等引起。临床表现有发热、咽痛、畏光、流泪，咽及结膜明显充血。病程4～6日，常发生于夏季，游泳中传播。多见于儿童。

5. 细菌性咽—扁桃体炎

多由溶血性链球菌引起，其次为流感嗜血杆菌、肺炎球菌、葡萄球菌等引起。起病急，明显咽痛、畏寒、发热，体温可达 39℃以上。查体可见咽部明显充血，扁桃体肿大、充血、表面有黄色点状渗出物，颌下淋巴结肿大、压痛，肺部无异常体征。

（二）病因实验室检查

1. 血常规

病毒性感染见白细胞计数正常或偏低，淋巴细胞比例升高。细菌感染有白细胞计数增高与中性粒细胞增多和核左移现象。

2. 病毒和病毒抗原的测定

视需要可用免疫荧光法、酶联免疫吸附检测法、血清学诊断和病毒分离鉴定，以判断病毒的类型，区别病毒和细菌感染。

3. 细菌学检查

可通过痰细菌培养或咽拭子细菌培养判断细菌类型并行药敏试验。

三、治疗

（一）病因治疗

1. 抗病毒治疗

目前尚无特殊抗病毒药物。普通感冒及急性咽炎、喉炎主要选用吗啉胍和其他抗感冒药，如复方感冒灵、三九感冒冲剂、复方氨酚烷胺胶囊（力克舒）、复方盐酸伪麻黄碱缓释胶囊（康泰克）等；化学药物治疗病毒感染，尚不成熟。吗啉胍（ABOB）对流感病毒和呼吸道病毒有一定疗效。阿糖腺苷对腺病毒感染有一定效果。利福平能选择性抑制病毒 RNA 聚合酶，对流感病毒和腺病毒有一定的疗效。近年发现一种人工合成的、强有力的干扰素诱导药——聚肌苷酸 – 聚胞苷酸（简称 polyl：C）可使人体产生干扰素，能抑制病毒的繁殖。

2. 抗菌药物治疗

如有细菌感染（如细菌性咽 – 扁桃体炎等），可根据病原菌选用敏感的抗菌药物。经验用药常选青霉素、第一代头孢菌素、大环内酯类或氟喹诺酮类。单纯的病毒感染一般可不用抗生素；但由于常并发细菌感染，因此，临床上常用抗菌药物作为上呼吸道感染的主要治疗措施。

（二）对症治疗

病情较重或发热者或年老体弱者应卧床休息，忌烟，多饮水，室内保持空气流通。如有发热、头痛，可选用解热镇痛药如复方阿司匹林、索米痛片等口服。咽痛可用消炎喉片含服，局部雾化治疗。鼻塞、流鼻涕可用1%麻黄碱滴鼻等。

（三）并发症治疗

出现并发症时，按并发症治疗原则进行处理。

（四）中医中药治疗

采用中成药或辨证施治的原则对上呼吸道感染有其独到之处。

第二节　流行性感冒

流行性感冒简称流感，是流行性感冒病毒引起的急性呼吸道传染病。流行性感冒可以累及上呼吸道和（或）下呼吸道，常伴有全身症状，如发热、头痛、肌痛和乏力，呼吸道卡他症状相对较轻。流感发病率高，易引起暴发流行和大流行。流行性感冒虽有自限性，但在老年人及其他免疫功能低下者中易导致流感病毒性肺炎或继发细菌感染而导致死亡。

一、病因和发病机制

流行性感冒的传染源主要是急性期的流行性感冒患者。患病初始2~3日传染性最强，病后1~7日均有一定传染性。流感病毒在外界环境中存活时间极短，主要通过飞沫传染。除新生儿外，其他人群对流感普遍易感。病后有一定的免疫力，但流感病毒类型之间无交叉免疫力，加之流感病毒不断发生变异，故可引起反复发病。流感病毒属正黏病毒科，系 RNA 病毒。病毒颗粒呈球形或细长形，直径为 80～120nm，有一层脂质包膜，膜上有糖蛋白刺突，是由血凝素（H）和神经氨酸酶（N）所构成，均具有抗原性。流行性感冒病毒分甲、乙、丙 3 型。流感病毒颗粒的飞沫（直径一般＜10μm）吸入呼吸道后，病毒的神经氨酸酶破坏神经氨酸，使黏蛋白水解，糖蛋白受体暴露，病毒依靠糖蛋白受体特异性地吸附于细胞表面。病毒穿透细胞，在细胞核内进行复制，一个复制过程的周期为4～6小时，排出的病毒扩散感染到附近细胞，并使大量呼吸道纤毛上皮细胞受染、变性、坏死、脱落，产生炎症反应。

二、诊断

（一）临床表现

流行性感冒常见的临床表现为全身症状的突然发生，如畏寒、寒战、发热、头痛、肌痛或全身不适，并伴有呼吸系统症状，主要为咳嗽和咽痛。然而，临床表现的范围和程度变化相当大，轻症患者只有相当轻微的呼吸道症状，如咳嗽而无发热，则与普通感冒相似。流行性感冒也可逐渐出现或突然暴发，临床表现严重者可有明显衰竭的症状，而呼吸系统症状相对较少。患者一般有发热，体温38～41℃。起病后第 1 日可出现体温的急剧上升，2～3 日后体温逐渐下降。偶有发热可延续 1 周以上，有时患者伴有畏寒、寒战。头痛较为普遍，全身肌痛常见，常累及下肢和腰背部，也可发生关节痛。随着全身症状的消退，患者呼吸系统的主诉变为突出，有咽痛或持续性的咳嗽，可持续 1 周或更长时间，伴有胸骨后不适。眼部的症状和体征包括眼球运动时疼痛、畏光和眼部烧灼感。无并发症的流行性感冒患者通常无明显体征。疾病早期，患者皮肤潮红、干燥和发热、有时肢体可多汗或呈花斑状，尤其在老年患者中较为显著。虽然患者有显著的咽痛，但咽喉部检查常无明显阳性表现，但有时有黏膜充血和鼻后部分泌物增多。颈部淋巴结有轻度肿大。大部分患者查体正常，少数患者肺部有干啰音和散在湿啰音。如有明显的肺部并发症时，患者可有呼吸困难、发绀、双肺弥漫性啰音和肺部实变体征。无并发症的流行性感冒患者，急性症状可于 2～5 日消退，大多数病例在 1 周内可缓解。然而，极少数患者，尤其是老年患者，衰弱（流感后衰弱）或乏力将持续数周。

（二）并发症

1. 肺部并发症

（1）原发性流感病毒性肺炎：很少见，但较严重。临床上除有流行性感冒症状外，常有持续高热不退、咳嗽、咯血、呼吸困难和发绀等症状。早期患者肺部可无体征，重症患者体检时双肺呼吸音低，可闻及弥漫性湿啰音。胸部 X 线片显示弥漫性间质浸润或表现为急性呼吸窘迫综合征的影像学改变。血气分析有低氧血症的表现。呼吸道和肺实质分泌物的病毒培养，尤其在疾病早期采集标本中，病毒的滴度明显升高。重症原发性病毒性肺炎病例中，组织病理学可发现肺泡间隔有明显的炎症反应，伴水肿和淋巴细胞、巨噬细胞的浸润，偶可见浆细胞和中性粒细胞浸润。肺泡毛细血管有微血栓形成，伴有坏死和出血。有心脏病（尤其是二尖瓣狭窄的患者）、慢性肺疾病、老年人及某些孕妇易患流感病毒性肺炎。

（2）细菌性肺炎：多见于有慢性心肺疾病患者。在急性流行性感冒后可合并细菌性肺炎，多在流感后 2 ~ 4 日病情加重，出现寒战、发热加重，全身中毒症状加重，并出现咳嗽加剧、咳脓性痰、胸痛、气急、发绀。体检可出现肺部实变体征，肺部满布湿啰音。胸部影像学检查示肺部实变。痰液涂片或培养常可找到致病菌，常见致病细菌有肺炎链球菌、金黄色葡萄球菌和流感嗜血杆菌。

（3）混合性病毒和细菌性肺炎：此类肺炎具有原发性流感病毒性肺炎和继发性细菌性肺炎的特征。患者的临床症状可逐渐加重或在短暂的症状改善后，又出现临床表现的恶化，最后出现细菌性肺炎的特点。痰培养可发现流感 A 病毒和上述致病细菌。

2. 肺外并发症

（1）Reye 综合征（脑病脂肪肝综合征）：是甲型和乙型流行性感冒的一种，以肝、神经系统为主的严重并发症，多见于 2 ~ 16 岁儿童。临床特征是在上呼吸道感染热退数日后出现恶心、呕吐，继而出现嗜睡、昏迷、惊厥等中枢神经系统症状。查体有肝大。实验室检查血清转氨酶和乳酸脱氢酶水平的增加，可出现低血糖。脑脊液压力升高而实验室检查正常。本综合征的发病机制尚不清楚，现已发现与使用阿司匹林治疗有关。流行性感冒后偶可并发肌炎、横纹肌溶解和肌红蛋白尿。急性肌炎时受累肌群可有非常明显的触痛，最常发生在下肢，严重时肌肉呈明显肿胀而无弹性。血清肌酸磷酸激酶可明显增加。个别患者因肌红蛋白尿而导致肾衰竭。病理显示脑水肿和缺氧性神经细胞退行性变，肝细胞有脂肪浸润。

（2）毒性休克综合征：多在流行性感冒后出现，伴有呼吸衰竭。血液中可有流行性感冒抗体增高，气管分泌物可找到致病菌，以金黄色葡萄球菌为多见。

另外，可出现中枢神经系统的并发症，包括脑炎、横贯性脊髓炎及吉兰 - 巴雷综合征。老年人如有心血管疾病、肺疾病及肾病时，流行性感冒可促使这些原有疾病恶化，导致不可逆的改变和死亡。

（三）实验室检查

流行性感冒急性期可从咽拭子、鼻咽洗出液或痰中分离出病毒。免疫荧光或血凝抑制试验可确定流感病毒的类型。用亚型特异性抗血清做血凝抑制试验能区分 A 型流感病毒血凝素亚型（H_1、H_2、H_3）。血清学诊断需要对急性期血清和发病后 10~14 日的血清抗体滴度进行比较，主要用作回顾性诊断。如应用血凝抑制试验、补体结合试验检出抗体呈 4 倍以上升高，或 EUSA 检出抗体效价显著增高，则对急性流行性感冒的诊断有较大的意义。白细胞数量的变化较大，早期阶段白细胞较低，之后可为正常或稍升高。如有严重的病毒或细菌感染时，白细胞可呈显著地降低。当白细胞高于 $15.0 \times 10^9/L$ 时，提示继发性细菌性感染。

三、治疗

（一）基本治疗

加强支持治疗和预防并发症，应多休息，多饮水，注意营养，饮食要易于消化，特别在儿童和老年患者中应予以充分强调。密切观察和监测并发症。

（二）抗病毒药物的应用

以往常用药物有金刚烷胺和金刚乙胺。但由于药物的不良反应、缺少理想的治疗效果并且有诱发产生耐药病毒毒株的倾向，这些药物的临床应用价值有限。新一代抗流感病毒药物神经氨酸酶抑制药已开始在临床应用，1999 年起第一个被批准应用的药物为 Zanamiver。抗病毒药物治疗需在起病 1~2 日使用，才能取得疗效。

1. 金刚烷胺和金刚乙胺

金刚烷胺和金刚乙胺的体内外抗病毒活性主要限于 A 型流感病毒，金刚乙胺的抗病毒活性与金刚烷胺相似，但对某些 A 型流感病毒株的活性比金刚烷胺强 4 ~ 10 倍。金刚烷胺和金刚乙胺主要抑制 A 型流感病毒在细胞内复制，可用于预防和治疗亚洲 A 型流感病毒引起的流行性感冒，尤其当病毒的抗原变异株引起流感大流行时，临床应用意义更大。

当流行的流感病毒株与疫苗的病毒毒株免疫原性相差很大时，或接种人群不能耐受流感疫苗时，金刚烷胺和金刚乙胺可以作为免疫接种的替代和辅助治疗。一般用药要早，在流行期间应持续用药，通常需要 6 周，其有效率可达 70% ~ 90%。

用药剂量如下。

（1）1 ~ 9 岁，每日 3 ~ 4mg/kg，每日 1 次或分成 2 次使用，每日剂量不超过 75mg。

（2）10 ~ 65 岁，200mg/d，分成 1 ~ 2 次使用。

（3）> 65 岁者，100mg/d。

（4）对肾功能不全或有活动性癫痫大发作的患者可适当减量。高危人群免疫接种的同时，口服金刚烷胺直至机体对免疫接种起保护性免疫应答反应，一般需要用药 2 周。

治疗流行性感冒应在发病 24 ~ 48 小时内应用，可减轻发热和全身症状，减少病毒的排出，防止流感病毒的扩散。疗程一般为 5 ~ 7 日或在症状改善后再维持 48 小时。文献报道，高剂量金刚烷胺和金刚乙胺（每日 400 ~ 500mg）可缩短流感病毒性肺炎的病程。金刚烷胺和金刚乙胺也可采用气溶胶形式给药，浓度为 10g/L，每日 2 次，每次 30 分钟，疗程 1 ~ 2 周。

金刚烷胺每日剂量 < 200mg，不良反应的发生率较低，为 1% ~ 2%。每日剂量超过 300mg 时，患者可出现失眠、焦虑、注意力不集中等不良反应，偶可引起惊厥，故癫痫病患者慎用。长期用药双下肢可出现网状青斑，可能与儿茶酚胺释放引起外周血管的收缩有关。金刚烷胺的最大耐受剂量为每日 400 ~ 500mg。金刚乙胺的耐受性较好，极少引起中枢神经系统的不良反应。

2. 神经氨酸酶（NA）抑制药

扎那韦尔为新的抗病毒药物。NA 的主要作用是从促进感染的气道上皮细胞释放新的病毒颗粒，NA 抑制药通过抑制病毒 NA 的作用而发挥其治疗效应。扎那韦尔能有效地抑制流感病毒 A 和 B 的所有病毒毒株。扎那韦尔不容易穿透细胞膜，故不能为胃肠道所吸收。由于这一缘故，应用该药时需通过吸入给药。

扎那韦尔的剂量和用法：对治疗流感病毒 A 或 B 所致的流感，剂量为 10mg 经口吸入，每日 2 次，共 5 日。治疗应在出现症状后 48 小时内进行。对老年人或肝、肾功能障碍的患者不需要调整剂量。目前不主张应用于年龄＜ 12 岁的儿童，孕妇或哺乳期的妇女也不推荐使用该药。

（三）对症治疗

常用的对症治疗药物如下。

1. 抗胆碱能喷鼻剂

如异丙托溴铵对流鼻涕、打喷嚏有效，特别是病程早期第 1 日开始使用。药理作用为抑制鼻部分泌物，减轻鼻部充血。15%～20%的患者可出现黏液涕中带血丝的不良反应。

2. 伪麻黄碱

作用于呼吸道黏膜肾上腺素能受体，缓解鼻黏膜充血，减轻鼻塞，从而改善睡眠。对心脏和其他外周血管 α 受体作用甚微。不宜长期应用，3～5 日为限。

3. 抗组胺药

第一代抗组胺药物如马来酸氯苯那敏（扑尔敏），对减少打喷嚏和流鼻涕有效。老年人有前列腺肥大者慎用。

4. 解热镇痛药

在发热、肌肉疼痛、头痛时可以采用解热镇痛药治疗。以对乙酰氨基酚（扑热息痛）最常用，它不但具有解热镇痛作用，还能降低机体对氧的需要，减少发热时所致的水分丧失等。但应避免与抗 HIV 药物齐夫拉定同时使用。过去曾用水杨酸盐（阿司匹林）作为流感的解热药物，其反复应用会增加病毒排除量，而改善症状轻微，且发现与 Reye 综合征有一定的关系，尤其在儿童中，现已不予推荐。

5. 镇咳药

一般不主张使用，但在咳嗽剧烈影响休息时可酌情使用，以右美沙芬应用较多。

目前市面上各种抗感冒药多含有上述第 2 类至第 5 类药物，常为复方制剂，如新康泰克为盐酸伪麻黄碱和马来酸氯苯那敏合剂。不同品种所含成分及剂量有差别，应根据症状进行合理选择。

（四）抗菌药物

大部分无并发症的流感患者并不需要抗生素治疗。继发性细菌性肺炎是流行性感冒的一个重要并发症。常常是金黄色葡萄球菌感染所致，而肺炎链球菌、流感嗜血杆菌、革兰阴性菌感染较为少见。金黄色葡萄球菌肺炎常造成临床症状迅速恶化。通常抗菌药物中应包括一种抗金黄色葡萄球菌的药物。获得细菌培养和药物敏感试验结果后，应及时酌情调整抗菌药物。

第三节　急性气管 - 支气管炎

急性气管 - 支气管炎为气管支气管树的急性炎症，临床主要症状有咳嗽和咳痰。病变局限于黏膜，病愈后支气管黏膜结构可以完全恢复正常，病程一般不超过 1 个月。冬季发病率高。老年人、小儿多见。尽管通常病情轻，但急性支气管炎在糖尿病和慢性肺病或心脏病患者中可能很严重，常继发气流阻塞，肺炎是严重的并发症。

一、病因和发病机制

（一）感染

可以由病毒、细菌直接感染；也可因急性上呼吸道感染的细菌、病毒，在机体抵抗力降低时，乘机侵入支气管黏膜而引起炎症。常见的病原体有副流感病毒、流感病毒 A 和 B、腺病毒、冠状病毒、呼吸道合胞病毒、柯萨奇病毒 A21、鼻病毒、引起风疹和麻疹的病毒、肺炎支原体、肺炎衣原体、百日咳杆菌、肺炎链球菌、流感嗜血杆菌、葡萄球菌等。

（二）物理、化学因素

如过冷空气、粉尘、烟雾或刺激性气体（氨气、氯气、硫化氢等）刺激气管黏膜引起炎症。

（三）过敏反应

常见变应原有花粉、有机粉尘、真菌孢子、细菌蛋白质等，可引起支气管过敏性炎症。

二、诊断

（一）临床表现

1.症状

（1）起病较急，往往先有急性上呼吸道感染的症状：鼻卡他症状，不适，寒战，低热，背部和肌肉疼痛及咽喉痛等。

（2）咳嗽：剧烈咳嗽的出现通常是支气管炎出现的信号，开始时干咳无痰，但数小时或数日后出现少量黏痰，稍后出现较多的黏液或黏液脓性痰，偶可痰中带血，有些患者有烧灼样胸骨后痛或胸骨后发紧感、气促，咳嗽时加重，咳嗽、咳痰可延续 2~3 周才消失。

（3）发热：急性气管支气管炎可有不同程度的发热，38℃左右，多于 3 日降至正常，持续发热提示可能为合并肺炎。

2.体征

急性支气管炎肺部体征较少。可以无任何肺部体征；呼吸音可增粗，可能闻及散在的高音调或低音调干啰音，偶然在肺底部闻及捻发音或湿啰音，但啰音位置常不固定，咳嗽后可减少或消失。持续存在的肺部局部体征提示支气管肺炎的发生。

（二）实验室检查

1.血常规

外周血白细胞分类及计数多无明显改变，但细菌感染较重时，白细胞总数和中性粒细胞增高。

2.病原学检查

可通过痰培养行病原学检查，如细菌或支原体等。

3.胸部 X 线片

正常或双肺纹理增粗／增多。

三、治疗

（一）一般治疗

休息、保暖、多饮水、足够的热量、室内保持良好的通风等。

（二）抗菌药物治疗

根据感染的病原体及药敏试验选择抗菌药物治疗。一般未得到病原菌阳性结果前可选用大环内酯类、青霉素类、头孢菌类（第一代、第二代）、氟喹诺酮类。多数患者用口服抗菌药物即可，症状较重者可用肌内注射或静脉滴注。

（三）对症治疗

如镇咳、祛痰、降温等。

（四）中医中药治疗

中医通过辨证将急性气管－支气管炎咳嗽分为风寒咳嗽、风热咳嗽、燥热咳嗽、凉燥咳嗽而采取不同的药方进行治疗。

第二章　感染性肺疾病

第一节　细菌性肺炎

细菌性肺炎是机体防御功能减退时细菌侵入人体引发的肺部炎症。在成人各种病原体所致肺炎中，细菌性肺炎约占80%。20世纪40年代抗生素问世前，细菌性肺炎对人类危害非常大，病死率很高。抗生素问世后，其预后显著改善。大量广谱甚至超广谱抗菌药物投入临床，使肺炎治愈率得到提高，但耐药菌引起的肺炎也随之增多。新的抗菌药物的研制似乎难以跟上耐药细菌的发展，细菌性肺炎的治愈率也无法进一步提高。目前，社区获得性肺炎的病死率为5%~10%，院内感染肺炎的病死率则高达20%~50%。

一、肺炎球菌肺炎

肺炎球菌肺炎是由肺炎球菌引起的急性肺部炎症，是社区获得性细菌性肺炎中最常见的肺炎，约占50%，在院内感染肺炎中仅占3%~10%，国外报道普通人群中肺炎球菌肺炎年发病率为20/10万，老年人群中发病率高达280/10万，国内尚无这方面的流行病学资料。

（一）病因及发病机制

肺炎球菌也称肺炎链球菌和肺炎双球菌，目前多被称为肺炎链球菌。肺炎链球菌为革兰阳性球菌，常寄生于正常人呼吸道，尤其是在冬春季节呼吸道疾病流行期间，带菌率可达 40%～70%，当呼吸道防御功能受到损害或全身抵抗力削弱时，大量细菌进入支气管肺泡，即可导致肺炎。本病多发生于冬春季，发病前常有上呼吸道感染、受寒、饥饿、疲劳、醉酒、吸入有害气体、外科手术、昏迷等诱因。该菌主要由其荚膜多糖致病，细菌侵入肺泡引起充血、水肿和渗出，随炎症渗液经肺泡间孔或呼吸性细支气管向邻近肺组织蔓延，可累及整个肺叶。大叶性肺炎中以肺炎链球菌肺炎最多见，但随着抗菌药物的广泛应用，肺炎链球菌肺炎呈典型的大叶性肺炎者已较少见。典型的大叶性肺炎链球菌肺炎病理改变有充血水肿期、红色肝变期、灰色肝变期和消散期，病变消散后肺组织结构多无损害，一般不遗留纤维化。极个别患者肺泡内纤维蛋白吸收不完全，甚至有成纤维细胞形成，而成为机化性肺炎。在老年人及婴幼儿中可表现为支气管肺炎。5%～10%的患者可并发脓胸，细菌入血后尚可形成关节炎、心包炎、心内膜炎、腹膜炎及中耳炎等。少数可发生败血症和休克，抗生素的广泛应用使其引起的化脓性脑膜炎很少见。

（二）诊断

1.临床表现

肺炎球菌肺炎的症状和体征与大多数细菌性肺炎相似，主要表现为全身毒血症状和咳嗽，胸痛气紧，严重者可有休克、呼吸衰竭等表现。在上呼吸道感染先驱症状出现时即开始使用抗菌药物者及病情非常轻者，临床表现可以不典型。

（1）约半数患者有上呼吸道感染的先驱症状。

（2）全身毒血症状：大多数起病急骤，有畏寒、寒战，继之高热，起病后数小时可达 39～40℃，高峰在下午或傍晚，也可呈稽留热，可有全身肌肉酸痛。

（3）呼吸系统症状：起病数小时内即可有明显呼吸道症状，早期为干咳，渐有少量黏痰或脓性黏痰，典型者咳铁锈色痰，咯血少见。大部分病例累及胸膜，有针刺样胸痛，咳嗽及深呼吸时胸痛加重，如累及膈胸膜，疼痛放射至上腹部，易误诊为急腹症。

（4）消化系统表现：少数病例出现恶心、呕吐、腹痛、腹泻等消化道症状。重症患者可出现腹胀和肠胀气。

（5）严重感染可发生周围循环衰竭，甚至起病即表现为休克。

（6）急性热病容：典型病例可表现有面颊绯红，鼻翼扇动，皮肤灼热、干燥，口角及鼻周单纯性疱疹。病变广泛者可有呼吸急促、发绀等表现，伴有败血症者，可有皮肤、黏膜出血点，心率加快，累及心肌者可表现心律失常。严重者表现有休克。

（7）肺部体征：典型病例可有肺实变体征及湿啰音，累及胸膜时可听到胸膜摩擦音，或有胸腔积液体征。

2.实验室检查

（1）血常规：外周血细胞计数增多，通常为（10~30）×10⁹/L，中性粒细胞在80%以上，呈核左移，可见中毒性颗粒。年老体弱、有慢性基础疾病导致免疫功能低下者，白细胞计数可正常，但中性粒细胞百分比常增高。

（2）痰液检查：痰涂片可见革兰阳性成对的或呈短链排列的球菌，在白细胞内者对诊断意义大。痰中可培养出肺炎球菌，并可进行药物敏感试验，指导临床治疗。必要时可经支气管镜以防污染毛刷或支气管肺泡灌洗采样进行细菌学检查。

（3）血培养：10%~20%的患者合并菌血症，其中部分患者可在血液中培养出致病菌。

（4）血生化检验：病情较重者可出现血清谷丙转氨酶和谷草转氨酶增高，极少数严重患者可出现尿素氮和肌酐增高。

（5）血气分析：肺部病变广泛者可出现动脉血氧分压（PaO_2）降低、二氧化碳分压（$PaCO_2$）正常或降低，可有代谢性酸中毒改变。

（6）胸部X线检查：早期仅见纹理增多或淡薄、均匀阴影，典型表现为大叶性、肺段或亚肺段分布的均匀密度增高阴影。近年以肺段性病变多见。若病变累及胸膜时可有胸腔积液，经有效治疗，X线征2周之内迅速消散，但个别病例，尤其是老年患者消散较慢，可达3周以上。

（三）肺炎严重程度评估

对于确诊的社区获得性肺炎，需对病情的严重程度进行评估，决定是否住院治疗或收住ICU治疗，可以用CURB-65评分或肺炎严重度指数（PSI）对病情进行评估。CURB-65评分相对简单，临床采纳较多。

欧洲CURB-65评分包括意识障碍（disturbance of consciousness，C），尿素（urea，U）＞7mmol/L，呼吸频率（respiratory rate，R）每分钟＞30次，低血压（low bloodpressure，B，收缩压＜ 90mmHg 即 12.0kPa，或舒张压＜ 60mmHg 即 8.0kPa），年龄＞ 65 岁，每项为 1 分。CURB-65 评分≥ 2 时建议住院。2009 年英国胸科学会（BTS）的 CAP 指南建议 CURB-65 评分为 0 分或 1 分并且死亡风险较低时不需要住院治疗；1 分或 2 分且死亡风险高，特别是 2 分的患者需住院治疗，评分为 2 分但死亡风险中等的患者可缩短住院时间或门诊督导；≥ 3 分时需紧急住院；4 分或 5 分时需入住 ICU 治疗。

风险Ⅰ级肺炎患者可在门诊口服抗菌药物治疗；风险Ⅱ~Ⅲ级患者可在门诊给予静脉抗菌药物治疗，必要时留院观察 24 小时；风险Ⅳ~Ⅴ级肺炎患者应该住院治疗。

美国感染病学会 / 美国胸科协会 IDSA/ATS 制定的入住 ICU 标准如下。

1. 主要标准

（1）需要机械通气。

（2）感染性休克。

2. 次要标准

（1）呼吸频率每分钟≥ 30 次。

（2）$PaO_2/FiO_2 ≤ 250$。

（3）多肺叶浸润。

（4）意识障碍。

（5）血尿素氮≥ 7.1mmol/L（20mg/dl）。

（6）感染导致的白细胞减少，白细胞计数＜ $4.0 × 10^9$/L。

（7）血小板减少，血小板＜ $10 × 10^9$/L。

（8）低体温，体温＜ 36℃。

（9）低血压，需要液体复苏。

符合 1 条主要标准或 3 条以上次要标准考虑收住 ICU 治疗。

（四）治疗

1. 对症支持治疗

患者应卧床休息，进食易消化饮食，补充足够热量和蛋白质。高热患者宜用物理降温，必要时可口服少量阿司匹林或其他解热药，同时应注意补充水分，根据病情决定补液的量和种类。除刺激性咳嗽者可给予镇咳药如可待因外，一般不用镇咳药，宜给予祛痰镇咳药如氯化铵、棕色合剂、氨溴索、厄多司坦、鲜竹沥等，必要时生理盐水加糜蛋白酶雾化吸入。老年人或慢性阻塞性肺疾病患者应注意保持呼吸道通畅，必要时配合应用支气管扩张药，缓解支气管痉挛，以利于痰液排出。有缺氧症状者给予鼻导管吸氧。

2.抗菌药物治疗

只要临床考虑细菌性肺炎诊断，不必等待确诊结果，也不必等待细菌培养结果，即应开始经验性抗菌药物治疗。痰涂片革兰染色查优势菌，可为经验性抗菌治疗提供一定帮助。一般采用抗菌谱主要针对革兰阳性菌的抗生素（如青霉素、林可霉素、克林霉素、红霉素、头孢唑林）与抗菌谱主要针对革兰阴性菌的抗菌药物（如哌拉西林、氨基糖苷类抗生素、第三代头孢菌素、喹诺酮类药等）联合应用。一旦确定为单纯的肺炎球菌肺炎，青霉素仍是首选药。对青霉素过敏者，克林霉素＋左氧氟沙星是非常好的选择。用药途径视病情轻重和有无并发症而定。青霉素一般剂量为 240 万 U/d，分次肌内注射，病情稍重者，可用至（1000～1200）万 U/d，分次静脉滴注。静脉滴注时，每次的量尽可能在 1 小时内滴完，以达到有效的血药浓度，但大剂量应用青霉素时要注意惊厥的发生。对青霉素过敏者可用红霉素 1.2～1.8g/d，分次静脉滴注，也可用林可霉素或克林霉素 1.8～2.4g/d，分次静脉滴注。克林霉素抗菌效果较林可霉素强 4～8 倍。重症者还可用头孢菌素如头孢唑林 4～6g/d，头孢拉定 4～6g/d 等静脉滴注，但须注意 8%～15% 的患者对青霉素和头孢类药物有交叉过敏，故对青霉素过敏者应慎用头孢菌素。抗菌药物的疗程一般为 5～7 日，或热退后 3 日可停药。对于有慢性基础疾病者及耐药菌株引起的肺炎，抗菌药物使用时间可酌情延长。

近年来耐青霉素肺炎链球菌株的报道不断增多，且颇受关注，MIC ≥ 1.0mg/L 者为中度耐药，MIC ≥ 2.0mg/L 则为高度耐药，不同的地区或国家发生率不同，据报道，我国较低，而南非高达 56%。一般认为，中度耐青霉素肺炎链球菌感染者对青霉素或氨苄西林仍有效。高度耐青霉素肺炎链球菌（PRSP）感染者可选用去甲万古霉素 1600mg/d，分 2 次静脉滴注，或选用万古霉素 2000mg/d，分 2 次静脉滴注，可同时给予利福霉素钠 1000mg/d，分 2 次静脉滴注。还可选用利奈唑胺 1200mg/d，分 2 次静脉滴注或口服。

3.并发感染性休克的处理

病情严重，预后较差，应积极抢救治疗，其主要措施如下。

（1）补充血容量：一般静脉滴注右旋糖酐 –40 和平衡盐液补充血容量，维持收缩压在 12.0 ~ 13.3kPa（90 ~ 100mmHg）、脉压 > 4.0kPa（30mmHg）和适当尿排出量（> 30mL/h），若有条件监测中心静脉压，维持其在 6 ~ 10cmH$_2$O 为宜。

（2）血管活性药物的应用：输液中可加入适量的血管活性药物，使收缩压维持在 13.3kPa（100mmHg），然后逐渐减量。血管活性药物有缩血管和扩血管两类。近年来以使用血管扩张药为主，收缩压严重下降时联合应用血管收缩药物以升高血压，调节组织灌注。常用药物有多巴胺、间羟胺、酸妥拉明、去甲肾上腺素、山莨菪碱等。具体使用须根据患者病情而定。

（3）控制感染：迅速、积极地控制感染是治疗肺炎并感染性休克的重要环节。抗生素选用原则为有效、强力及联合静脉给药，尽量根据致病菌的药敏试验结果选用抗生素。

（4）糖皮质激素的应用：对病情严重、中毒症状明显或经上述处理血压仍不回升者，在应用强有力抗生素前提下，可给予氢化可的松 100 ~ 200mg 或地塞米松 5 ~ 10mg 静脉滴注，一般在 24 小时内可用氢化可的松 500 ~ 600mg 或相当量的其他糖皮质激素，病情好转迅速停药。

（5）纠正水、电解质和酸碱失衡：治疗过程中应密切监测血气分析结果和电解质变化，如发现酸碱及电解质失衡，应积极纠正。

（6）支持治疗：包括给氧、保暖、保持呼吸道的湿化和通畅，同时应保护心、脑、肾功能，防止多器官功能衰竭。为了提高机体抗菌能力，可给予人血丙种球蛋白 7.5g/d，静脉滴注，连用 3 ~ 4 日。

4. 其他并发症的治疗

并发胸膜炎或脓胸时，应积极抽掉胸腔积液，必要时进行胸腔闭式引流。合并心肌损害及肝损害者可适当给予营养心肌药和保肝药，但更重要的是抗菌治疗，随着肺部感染的控制，中毒性心肌损害、肝损害可迅速恢复正常。病程中出现少量蛋白尿一般不需特殊处理，但选择抗菌药物时应尽可能避免选用有明显肾毒性的药物。

二、葡萄球菌肺炎

葡萄球菌肺炎是主要由金黄色葡萄球菌引起的肺急性化脓性炎症。病情严重，预后多较凶险，病死率高。细菌耐药率高。发病率近年有所增加，在社区获得性肺炎中约占2%，在院内感染肺炎中约占5.9%。

（一）病因和发病机制

葡萄球菌为革兰阳性菌，分为金黄色葡萄球菌、表皮葡萄球菌和柠檬色葡萄球菌，致人类感染的主要为金黄色葡萄球菌和凝固酶阴性的表皮葡萄球菌，腐生葡萄球菌虽可致病，但主要导致泌尿道感染。目前医院内感染金黄色葡萄球菌对青霉素耐药率达90%以上，抗甲氧西林金黄色葡萄球菌和抗甲氧西林凝固酶阴性葡萄球菌（MRSA和MRSCN）也在增加。虽表皮葡菌球菌致病性弱，但在院内感染肺炎的致病菌中也占一定比例，不容忽视。金黄色葡萄球菌肺炎分原发（吸入）性与继发（血源）性两类。前者经呼吸道感染，多见于婴幼儿，成人多发生于体弱、免疫缺陷、呼吸道传染病、糖尿病、肺囊性纤维化及应用激素、抗癌药物及其他免疫抑制药治疗者。长期应用广谱抗生素所致菌群失调时，耐药金黄色葡萄球菌也可借优势繁殖而致病。血源性葡萄球菌肺炎继发于葡萄球菌菌血症或败血症，由细菌栓子经血循环至肺引起，原发感染常为皮肤疖痈、毛囊炎、骨髓炎、蜂窝织炎及伤口感染，有时非常小的皮肤伤口感染也可导致葡萄球菌肺炎。少数情况下原发灶不明。主要病理变化为化脓性炎症，有单个或多发性脓腔，易形成张力性气囊肿，累及胸膜并发脓胸或脓气胸。

（二）诊断

葡萄球菌肺炎的临床表现与肺炎球菌肺炎较为相似。但起病更急，全身中毒症状更重，持续时间更长，更易发生休克。

1. 全身毒血症状

起病急骤，病情发展迅速。寒战、高热，体温高达39～40℃，呈稽留热，大汗淋漓。全身肌肉、关节酸痛，体质衰弱，精神萎靡，重者神志模糊，呼吸和脉搏增快，常并发循环衰竭。

2. 咳嗽、咳痰

吸入性感染者咳粉红色乳样或脓性痰，痰量可较多。血源性感染者咳嗽、咳脓痰少见。

3. 胸痛

因炎症多波及胸膜，故胸痛常见且明显，呈进行性加重，重者胸壁有明显触痛。

4. 呼吸困难

易出现呼吸困难、发绀及顽固性低氧血症。

5. 并发症

易并发感染性休克，可并发心肌损害而发生心功能不全。

6. 肺部体征

早期可无特殊体征，体征较少，常与严重的毒血症状和呼吸道症状不平行。双肺可出现湿啰音，病变融合则出现肺实变体征，脓胸时呈胸腔积液的体征。

（三）实验室检查

1. 血常规

白细胞计数增加，常为（15～25）×10^9/L，可高达 $50×10^9$/L，中性粒细胞比例增高，核左移，有中毒性颗粒。较易出现红细胞和血红蛋白下降。

2. 痰液检查

涂片革兰染色可见大量成堆的葡菌球菌和脓细胞，白细胞内发现球菌有诊断意义，痰培养有助诊断，血源性感染者血培养半数可呈阳性。

3. 血清学检查

血清胞壁酸抗体测定对金黄色葡萄球菌感染诊断有辅助意义。

4. X 线检查

早期 X 线表现与临床表现不匹配，临床表现非常明显时，肺部 X 线改变可不明显。原发性感染者早期呈大片絮状、浓淡不匀的阴影，可呈节段或大叶分布，也有呈小叶性浸润，病变短期内变化很大，可在数小时内出现空洞或蜂窝状透亮区，或在阴影周围出现大小不等气囊肿。易出现胸腔积液，并常形成包裹性胸腔积液。血源性感染者常呈两肺多发斑片状或团块状阴影及多发性小的含液气囊肿，病变大小直径为 1～3cm，有时类似于转移性肺癌。部分病例有胸膜病变的表现。

（四）治疗

1. 抗菌药物治疗

（1）经验性治疗

根据社区感染、院内感染及当地近期药敏资料选择抗菌药物。为减少耐药菌产生，应联合用药。社区感染的葡萄球菌肺炎，可选用青霉素＋苯唑西林（新青霉素Ⅱ）或头孢唑林，对青霉素过敏者，可选用克林霉素＋左氧氟沙星，也可选择利福霉素钠和氨基糖苷类如阿米卡星0.4～0.8g/d等分次给药，治疗效果不佳时，换用去甲万古霉素或万古霉素等糖肽类抗生素。对于社区感染葡萄球菌肺炎严重病例，为避免MRSA感染延误治疗时机，也可直接选用糖肽类抗生素。选用青霉素时，剂量往往大于常规量，600万～2000万U/d。近年来，耐青霉素的菌株增多，院外感染分离的金黄色葡萄球菌株对青霉素的耐药率为40%～85%，而院内感染分离的金黄色葡萄球菌株耐药率可高达90%左右。需要注意的是碳青霉烯类抗生素（如亚胺培南/西拉司丁）虽然具有超广谱抗菌谱和超强抗菌能力，但单独应用时对金黄色葡萄球菌作用并不强，甚至对非耐药菌株作用也不够强，因此，考虑葡萄球菌感染时，不首选此类昂贵的抗生素。

（2）针对性治疗

根据药敏试验结果选择抗菌药物。如为甲氧西林敏感菌株，可选用苯唑西林或氯唑西林，或头孢唑林、头孢噻吩等。若对青霉素和头孢菌素过敏，可选用磷霉素、利福霉素、氟喹诺酮类、氨基糖苷类。如为耐甲氧西林菌株（MR-SA），则首选糖肽类抗生素，并根据药敏结果可加用磷霉素、复方磺胺甲噁唑、利福霉素及氟喹诺酮类等。目前国内应用的糖肽类抗生素有万古霉素和去甲万古霉素，万古霉素，1～2g/d，分2次静脉滴注，国产去甲万古霉素与万古霉素作用相似，常规1.6g/d，分2次静脉滴注。糖肽类抗生素可引起发热、皮疹、耳毒性及肾毒性等不良反应，使用应密切注意，有条件者可进行治疗药物监测，安全浓度范围为20pg/mL以下。目前国内应用的万古霉素和去甲万古霉素纯度均较高，不良反应并不多见。也可选用利奈唑胺1200mg/d，分2次静脉滴注或口服。

抗菌治疗的疗程视病情而定，无并发症者，疗程一般为2～4周，严重感染或有并发症如脓胸、心内膜炎者需4～8周或更长，中途往往需要更换抗菌药物，并应注意预防真菌感染。

2.并发症治疗

并发脓胸时应彻底引流，并且胸膜腔内注射抗菌药物。并发气胸，肺被压缩＞30%时需抽气，必要时行闭式引流。并发脑膜炎时需加大苯唑西林或氯唑西林用量，为12g/d；由于这两种抗生素透过血-脑屏障较差，严重病例宜选用万古霉素和利福平等。

3. 对症支持治疗

包括给氧、保暖、保持呼吸道的湿化和通畅，同时应保护心、脑、肾功能，防止多器官功能衰竭。对重症患者可静脉给予人血丙种球蛋白，200 ~ 300mg/（kg·d），连用 2 ~ 3 日。对于消耗性贫血者，可输新鲜全血或成分输血。

三、化脓性链球菌肺炎

化脓性链球菌肺炎主要是由 A 族链球菌引起的肺部急性炎症，主要见于免疫功能缺损并较长时间使用广谱抗生素者，也常为麻疹、百日咳、流行性感冒后的并发症，好发于冬季。据认为在抗生素问世前约占细菌性肺炎的 5%，目前更为少见。

（一）病因和发病机制

A 族链球菌也称为化脓性链球菌，为革兰阳性球菌，其磷脂壁酸与生物膜的高度亲和作用，M 蛋白的抗吞噬作用，溶血素、致热外毒素等毒性物质和透明质酸、链激酶等侵袭性物质都与其致病有关。化脓性链球菌是上呼吸道感染如急性咽喉炎、中耳炎的重要病原体。机体防御功能减退时，含化脓性链球菌的分泌物自上呼吸道吸入后常造成两侧肺下坠部分的感染，主要病理变化为支气管周围的肺实质炎症，发生水肿、实变，可有肺组织坏死和脓肿形成，也可出现肺气囊肿，累及胸膜可合并脓胸。

（二）诊断

1. 临床表现

（1）全身毒血症状：起病急骤，有寒战、高热，可能由于菌血症少见（2%~15%），寒战较肺炎球菌肺炎少见。

（2）咳嗽、咳痰：痰呈脓性、血性或粉红色，多较稀薄。

（3）胸痛及呼吸困难：化脓性链球菌肺炎较易累及胸膜，甚至形成脓胸，故胸痛、呼吸困难较常见。

（4）肺部体征：可有双下肺呼吸音减弱及湿啰音，合并胸腔积液者可出现相应的体征。

2. 化脓性链球菌肺炎的实验室检查

（1）血常规检查：血白细胞计数增加，中性粒细胞百分比增高，核左移，可见中毒颗粒。

（2）细菌学检查：痰涂片可见成对或链状排列的革兰阳性球菌，痰、胸腔积液、血培养分离出化脓性链球菌即可确诊本病。

（3）咽拭子化脓性链球菌抗原检测：可快速协助诊断。

（4）血清学检查：抗链球菌溶血素O的效价可明显升高。

（5）胸部X线检查：支气管肺炎伴大量胸腔积液为化脓性链球菌肺炎的常见表现，受累部位支气管周围出现不规则片状或斑点状模糊阴影，可有小块肺实变区伴小脓肿或肺不张，胸腔积液早期即可出现，病变消散时可出现肺气囊。

（三）治疗

1. 抗菌药物治疗

（1）首选青霉素。体外药敏试验至今尚未发现青霉素耐药株，故化脓性链球菌肺炎首选青霉素治疗，轻症患者每日120万~160万U，分2~3次肌内注射；重症患者可加大青霉素剂量静脉滴注，疗程不少于2周。对青霉素过敏者可选用克林霉素1.8~2.4g/d，或红霉素1.2~1.8g/d分次静脉滴注。对上述药物不能耐受者可考虑用第一代头孢菌素类抗生素，如头孢唑林，但需注意部分患者与青霉素有交叉过敏。

（2）经验治疗时不宜选用氨基糖苷类、氯霉素，因为化脓性链球菌对其耐药。大环内酯类抗生素部分耐药，根据药敏结果选用。

2. 对症支持治疗

包括给氧、保暖、保持呼吸道的湿化和通畅，同时应保护心、脑、肾功能，防止多器官功能衰竭。合并胸腔积液时，积极抽液，必要时行胸腔闭式引流。

四、肠球菌肺炎

肠球菌肺炎系肠球菌引起的急性肺化脓性炎症，在细菌性肺炎中占少数，多为院内感染。虽然痰中可分离出肠球菌，但确诊肠球菌肺炎者并不多，主要见于免疫功能缺损并长时间使用广谱抗菌药物者。

（一）病因及发病机制

肠球菌为革兰阳性菌，主要包括粪肠球菌（E.faecalis）、屎肠球菌（E.faecium）、坚忍肠球菌（E.durans），为人消化道正常菌群，口咽部也能培养到粪肠球菌，致病力弱，一般情况不致病。当机体免疫功能长期受到损害时，如患恶性肿瘤、器官移植、免疫抑制及其他慢性疾病时，就有可能发生肠球菌感染，可引起菌血症、尿路感染，心内膜炎、皮肤、软组织及手术伤口感染等。寄殖于口咽部的肠球菌易被吸入呼吸道，特别是鼻饲营养及机械通气等治疗时，则可能引起肠球菌肺炎。其中，粪肠球菌致病的机会显著高于屎肠球菌和坚忍肠球菌。肠球菌一般不引起上呼吸道感染。

（二）诊断

1.临床表现

有发热、咳嗽、咳脓痰、胸痛、气急等，与一般化脓菌所致肺炎无多大区别，无特征性。体征为肺炎实变体征。少数患者可合并肠球菌败血症，出现休克和弥散性血管内凝血，病情危重可导致死亡。

2.实验室检查

（1）血常规：血常规检查白细胞计数和中性粒细胞分类多升高。

（2）细菌血检查：合并菌血症或败血症时血细菌培养可阳性。临床上主要依靠防污染毛刷经纤维支气管镜下呼吸道取材或进行支气管肺泡灌洗（BAL），取灌洗液做细菌定量培养及鉴定才能确诊。患者若有化脓性肺炎表现，且有机械通气及鼻饲营养治疗等侵入性操作史，临床上经用青霉素或头孢类抗生素治疗无效，应考虑肠球菌肺炎的可能，并进一步做细菌学检查。

（3）胸部X线检查：胸部X线检查可见斑片状密度增高影或大片密度增高影，即可呈支气管肺炎表现，也可呈大叶性肺炎表现。

（三）治疗

1.抗菌药物治疗

可选择青霉素与氨基糖苷类抗生素联合应用，也可选择万古霉素与氨基糖苷类抗生素。但十余年来，肠球菌的耐药性逐渐增加，国外耐万古霉素肠球菌菌株增多，其中屎肠球菌最为显著，且出现了多重耐药，因此，应根据细菌培养及药敏试验结果选择抗菌药物。国内肠球菌对万古霉素耐药者尚较少。2002年广州地区350株肠球菌药敏试验结果表明，肠球菌对替考拉宁、万古霉素、呋喃妥因的耐药率最低，粪肠球菌对氨苄西林和青霉素的耐药率相对较低，但其他肠球菌对氨苄西林和青霉素的耐药率较高，屎肠球菌对氯霉素的耐药率相对较低，肠球菌对庆大霉素、环丙沙星、链霉素的耐药率相对较高，对红霉素的耐药率很高。有报道，粪肠球菌和屎肠球菌对红霉素耐药率高达78.8%和95.3%。对青霉素和氨苄西林耐药、氨基糖苷类耐药、万古霉素耐药即多重耐药者，此类患者可选用利奈唑胺治疗。

2.对症支持治疗

包括给氧、保暖、保持呼吸道的湿化和通畅，同时应保护心、脑、肾功能，防止多器官功能衰竭。

五、卡他莫拉菌肺炎

卡他莫拉菌肺炎是由条件致病菌卡他莫拉菌引起的急性肺部炎症。一般见于免疫受抑制的患者。现已证明，卡他莫拉菌是支气管肺感染中一种重要的条件致病菌，成为继流感嗜血杆菌、肺炎链球菌之后引起原有慢性肺部疾病患者肺部感染的第三位常见病原体。

（一）病因和发病机制

过去认为卡他莫拉菌无致病性，现已发现该菌可引起临床多种感染，而且产生 β-内酰胺酶菌株迅速增多。卡他莫拉菌为革兰阴性双球菌，呈咖啡豆状或四联状，偶见成堆排列，为人鼻咽部常见寄殖菌，健康人很少感染患病，在某些恶性肿瘤、血液病、糖尿病、慢性支气管炎、免疫缺陷性疾病患者中，以及使用糖皮质激素或免疫抑制药时，卡他莫拉菌可侵入下呼吸道导致感染，患者多为老年人，发病有明显季节性，冬末春初多发。

（二）诊断

1.临床表现

主要表现为发热、咳嗽、咳脓痰、胸痛，重者可有寒战、呼吸困难等，与其他细菌性肺炎表现相似，但程度相对较轻。

2.实验室检查

（1）血常规：白细胞计数大多在正常范围，中性粒细胞比例可轻度增高。

（2）胸部 X 线检查：无特异性，易受原有慢性肺部疾病改变的影响，一般可见局灶浸润阴影，主要累及下叶，部分表现支气管肺炎改变，有时可见胸腔积液。

（3）细菌学检查：咳痰定量培养细菌浓度 ≥ 10^7cfu/mL，或经气管支气管保护刷取样培养 ≥ 10^3cfu/mL 可确诊本病。

（三）治疗

1. 抗菌药物治疗

卡他莫拉菌对多种抗生素具有耐药性，目前几乎 100% 的菌株产 β 内酰胺酶，并对青霉素、氨苄西林、阿莫西林耐药，对克林霉素、万古霉素、甲氧嘧啶耐药率也高达 90% 以上，对第一代头孢菌素的耐药株也不断增多，但仍对第二、三代头孢菌素、大环内酯类、氯霉素、氨苄西林或舒巴坦复方制剂及喹诺酮类高度敏感。轻、中度感染者可选用红霉素类或第二代头孢菌素等，如红霉素 1 ~ 2g/d，分 3 ~ 4 次静脉滴注，也可用阿奇霉素 0.5g/d，一次性静脉滴注或口服。第二代头孢菌素中常用头孢呋辛钠，4 ~ 6g/d，分 3 ~ 4 次稀释后静脉注射。重度感染者则可选用第三代头孢菌素，如头孢噻肟 4 ~ 6g/d，分 2 次静脉滴注，头孢曲松 2 ~ 4g/d，分 1 ~ 2 次静脉滴注。

2. 对症支持治疗

包括给氧、保暖、保持呼吸道的湿化和通畅，同时应保护心、脑、肾功能，防止多器官功能衰竭。治疗基础疾病，如控制血糖。

六、脑膜炎奈瑟菌肺炎

脑膜炎奈瑟菌肺炎是由脑膜炎奈瑟菌引起肺部急性炎症。脑膜炎奈瑟菌主要引起流行性脑脊髓膜炎。有不少人认为脑膜炎奈瑟菌肺炎是继发于脑膜炎奈瑟菌败血症的一种少见的化脓性迁徙合并疾病。

（一）病因和发病机制

脑膜炎奈瑟菌又称脑膜炎双球菌，为需氧革兰阴性球菌，选择性培养基利于痰标本中脑膜炎奈瑟菌的分离和鉴定。根据菌体荚膜多糖，目前至少可分 13 种血清型。其中 A、C、X、Y、Z 型和 W-135 型在临床上日趋重要，引起呼吸系统感染的血清型主要为 Y 型和 W-135 型，主要通过飞沫直接从空气传播，呼吸道感染了流感病毒或腺病毒的人群更具有易感性。其病理改变为渗出性化脓性炎症，沿肺泡或支气管肺泡分布，个别呈大叶浸润甚至肺组织坏死和脓肿形成。

（二）诊断

1.临床表现

原发性脑膜炎奈瑟菌肺炎的临床表现与肺炎球菌肺炎类似，表现为咳嗽、咳脓痰或泡沫痰、胸痛、畏寒、高热，以及相伴出现的肺实变、湿啰音等体征变化。早期常有咽喉炎表现。X线表现无特异性，可表现为支气管肺炎和大叶性肺炎，常见于下叶或右中叶，约20%病例伴有胸腔积液。在人群集中的地方如军营、学校、托儿所或医院中同时出现许多细菌性肺炎病例时应警惕本病的可能。

2.实验室检查

（1）血常规：白细胞计数和中性粒细胞比例可轻度增高。

（2）痰液检查：痰涂片可发现中性粒细胞内有革兰阴性肾形双球菌，对诊断有重要参考价值。普通痰培养或鼻咽部、喉部拭子培养有时难以获得阳性结果，通过经支气管镜双套管保护刷刷检取样或进行支气管肺泡灌洗取样，或经气管插管直接吸出痰液进行培养，可提高阳性率。

（三）治疗

1.抗菌药物治疗

常规应用青霉素160万~480万U/d，分1~2次肌内注射或静脉滴注，对大多数病例有效，并发脓胸或其他并发症患者仍可选用青霉素，但剂量应加大至640万U/d以上。对青霉素过敏者，可选用氯霉素，每日2~3g，分4~6次口服或静脉滴注，但最好在前3天使用时，每日检查血常规，3天后每3日检查血常规1次，发现白细胞计数下降速度过快或低于正常，应立即停止使用，以免发生粒细胞缺乏。第三代头孢菌素、磺胺嘧啶、利福平等对本病也有较好的疗效。

2.对症支持治疗

包括给氧、保暖、保持呼吸道的湿化和通畅，同时应保护心、脑、肾功能，防止多器官功能衰竭。

七、肺炎克雷伯氏菌肺炎

肺炎克雷伯氏菌又称肺炎杆菌或 Friedlander 杆菌，是最早被认识可引起肺炎的革兰阴性杆菌，为引起革兰阴性杆菌肺炎最常见的细菌，其所致肺炎占细菌性肺炎的 1%~5%，在革兰阴性杆菌肺炎中占 18%~64%。肺炎杆菌占医院内肺炎全部病原体的 7%~11%。近年来，随着对肺炎杆菌高效抗菌药物如第三代头孢菌素、氟喹诺酮类药物的不断问世与推广和耐药严重的铜绿假单胞菌及其他假单胞菌、不动杆菌和阴沟杆菌等引起的肺炎比例增加，肺炎杆菌肺炎发病率有下降趋势。肺炎杆菌肺炎的病死率较高，一般为 20%~50%。

（一）病因和发病机制

肺炎克雷伯氏菌属肠杆菌科克雷伯菌属，革兰染色阴性，兼性厌氧，不活动，常有荚膜，在普通培养基上生长迅速。根据荚膜抗原的不同，肺炎杆菌可分为 78 型，引起肺炎者以 1~6 型为多，但细菌型别与毒力无关。大多数社区及医院获得性肺炎杆菌肺炎是内源性感染，机体防御功能下降或醉酒后，口咽部寄殖菌或空气中含肺炎杆菌的气溶胶吸入下呼吸道即可导致肺炎。2%~25%正常人上呼吸道有肺炎杆菌寄殖，口咽部寄殖菌可源于其他住院带菌者。粪便、感染的泌尿道、口咽部等均也为肺炎杆菌的重要储存场所和产生交叉传播的来源，医务人员的手则是这些细菌的常见传播途径。胃液酸度下降可使胃内细菌显著增加，胃内细菌的逆向转移也可能是口咽部寄殖菌的重要来源。机体免疫功能下降如较长期使用激素和免疫抑制药，严重疾病包括糖尿病、慢性肝病、尿毒症、晚期癌症，某些侵入性检查、创伤性检查、创伤性治疗和手术等均可成为肺炎杆菌的易感因素。在原有肺部感染性疾病基础上发生肺炎杆菌感染一般被认为是继发性感染。原发性肺炎杆菌肺炎常呈大叶性分布，以上叶多见，特别是右上叶，也可为小叶性或两者兼有，继发性肺炎多为小叶性分布。因病变中渗出液黏稠而重，常使叶间隙下坠。肺炎杆菌肺炎时可导致肺泡壁破坏和纤维组织增生，肺部较大血管腔内血栓形成造成周围组织坏死、空洞、单个或多发性脓腔形成。病变累及胸膜、心包时，可引起渗出性或脓性积液，脓胸发生率约占 25%。

（二）诊断

1.临床表现

（1）先驱症状：肺炎杆菌肺炎病前可有上呼吸道感染症状，部分患者有酗酒史。多数患者起病突然。也有发病较缓慢者，与肺结核相似。本病好发于冬季，但现在季节差别已不明显。

（2）全身毒血症表现：患者多呈急性病容，表现有寒战、发热，多数患者体温波动于39℃上下。早期全身衰弱较常见。严重者可有休克、黄疸、消耗性贫血等。

（3）呼吸道症状：主要表现为咳嗽、咳痰、呼吸困难等。痰液无臭，黏稠，痰量中等。典型的痰液为血液和黏液混合成的砖红色胶胨样痰，但临床上并不多见。偶也有患者咳铁锈色痰或痰带血丝，或伴明显咯血。

（4）呼吸系统体征：常有呼吸困难甚至发绀，大叶性肺炎实变期，肺部检查可于相应部位发现实变体征，触觉震颤和语音传导增强，可有支气管样或支气管肺泡呼吸音。湿啰音常见。

2.实验室检查

（1）血常规：白细胞计数和中性粒细胞比例增多，核左移；白细胞减少者预后差。病情较重者可出现红细胞及血红蛋白降低等贫血表现。

（2）细菌学检查：痰涂片优势菌为革兰阴性杆菌，肺炎杆菌的多糖荚膜在痰涂片上常可见到。用型特异性血清做荚膜肿胀试验，可成为早期、快速诊断肺炎杆菌肺炎的方法。痰培养可有肺炎杆菌生长。由于部分正常人口咽部也有肺炎杆菌寄殖，仅凭普通痰培养所分离的细菌不能区分肺炎的病原菌抑或口咽部寄殖菌。有认为连续2次以上经涂片筛选的痰标本分离到肺炎杆菌或定量培养分离的肺炎杆菌浓度＞10^6cfu/mL或半定量浓度为3+或4+，可诊断为肺炎杆菌肺炎。对重症、难治或免疫抑制病例，使用防污染下呼吸道标本采样技术如经环甲膜穿刺气管吸引、防污染双套管毛刷采样（PSB）、支气管肺泡灌洗（BAL）和经皮穿刺吸引等采取标本进行培养，分离出肺炎杆菌则可确诊本病。20%~60%肺炎杆菌肺炎血培养可分离出肺炎杆菌，较其他细菌肺炎并发菌血症机会为多。有胸腔积液者，应抽取胸腔积液进行细菌培养。

（3）胸部检查：X线表现包括大叶实变、小叶浸润和脓肿形成。大叶实变多位于右上叶，重而黏稠的炎性渗出物可使叶间裂呈弧形下坠。支气管肺炎的小叶浸润多见于有免疫功能抑制和慢性肺部疾病患者。约50%的社区获得性肺炎杆菌肺炎的小叶浸润病变可累及多个肺叶，16%～50%伴肺脓肿形成。肺炎恢复期可出现肺总量下降、纤维化和胸膜增厚。偶见肺炎后肺气肿。

（三）治疗

1. 抗菌药物治疗

抗感染治疗是否及时、有效，直接影响患者的预后。抗生素时代之前，肺炎杆菌肺炎的病死率高达51%～97%。目前在抗菌药物治疗下，病死率仍有20%～30%，超过肺炎链球菌肺炎。对肺炎杆菌有效的抗菌药物较多，包括第一代至第四代头孢菌素、半合成青霉素、氨基糖苷类抗生素、氟喹诺酮类、碳青霉烯类和单环 β 内酰胺类等。高效、低毒、价廉是选择抗菌药物应考虑的重要因素。在确定诊断后应尽早开始经验性抗菌药物治疗，并积极进行细菌培养和药敏试验，根据药敏试验结果调整抗菌治疗方案。氨基糖苷类抗生素、头孢菌素、半合成青霉素是治疗肺炎杆菌肺炎的最常用药物。氨基糖苷类可选庆大霉素、妥布霉素或阿米卡星，近年来，新氨基糖苷类抗生素的问世，明显减低了耳、肾毒性，临床应用安全性大大提高。一般选用一种氨基糖苷类抗生素与其他抗菌药物联合应用。成人氨基糖苷类抗生素的常规用量如下：庆大霉素和妥布霉素，24万 U/d（1mg＝1000U），加入 500mL 液体中 1 次静脉滴注，药物浓度过高易产生过高的血峰浓度，增加耳毒性。阿米卡星，用量为 0.4～0.6g/d，肌内注射或静脉注射，1 次给药；新氨基糖苷类中的奈替米星和依替米星，0.2g/d，分 1～2 次静脉滴注，耳、肾毒性均不明显。氨基糖苷类不易穿透支气管黏膜和痰液，抗生素在支气管分泌物中的浓度仅为血浓度的 5%～40%，且痰液的酸性环境会明显降低抗生素的抗菌活性，故氨基糖苷类的临床疗效往往逊于体外药物敏感试验。头孢菌素以头孢唑林和头孢拉定为首选，剂量为 4～6g/d，分 2～4 次静脉滴注；也可用第二代头孢菌素如头孢呋辛、头孢孟多、头孢西丁等，剂量同第一代头孢菌素，总体疗效较佳，也可单用第三代头孢菌素包括头孢噻肟、头孢哌酮、头孢曲松和头孢他啶等，效果更强，毒性更低。青霉素类中氨苄西林耐药率虽高，但新一代的广谱青霉素如哌拉西林、替卡西林及其与酶抑制药混合的复合制剂对肺炎杆菌有较好的治疗效果，其中，以哌拉西林和他唑巴坦复合制剂抗菌效果为强，成人重症肺炎杆菌肺炎，选用哌拉西林和他唑巴坦复合制剂，以其中的哌拉西林计，每日通常用量为 8 ~ 12g，对重症感染可采用 β - 内酰胺类抗生素与氨基糖苷类联合使用，对多重耐药菌感染、难治性感染，可试用亚胺培南或氟喹诺酮类的环丙沙星、氧氟沙星、加替沙星或氨曲南等。亚胺培南，成人 500mg，静脉滴注，8 小时 1 次；左氧氟沙星，成人 200mg，静脉滴注，每日 2 次；加替沙星，成人 200mg/d，静脉滴注，每日 2 次。肺炎杆菌的抗感染疗程宜长，通常为 3 ~ 4 周。

2. 对症支持治疗

包括保持气道通畅，祛痰，镇咳，给氧，纠正水、电解质和酸碱失衡，补充营养等。祛痰可选用氨溴索、鲜竹沥、厄多司坦等口服，必要时可选用氨溴索（沐舒坦）静脉滴注。对于严重感染，可静脉滴注入血丙种球蛋白辅助治疗。

八、大肠埃希菌肺炎

大肠埃希菌肺炎是由大肠埃希菌（E.coli）引起的肺部急性炎症。在社区获得性革兰阴性杆菌肺炎中占 12% ~ 45%，仅次于肺炎克雷伯氏菌和流感嗜血杆菌肺炎，占全部细菌性肺炎的 2.0% ~ 3.3%，医院内大肠埃希菌肺炎的发病率为（4.2 ~ 9.0）/10 000，占革兰阴性杆菌肺炎的 9.0% ~ 15.0%。近年来大肠埃希菌肺炎发病率和病死率有明显下降趋势。

（一）病因和发病机制

大肠埃希菌系肠杆菌科、埃希菌属细菌，革兰染色阴性，兼性厌氧，营养要求低，在普通培养基上生长良好。该菌为肠道正常菌群，人和动物粪便中大量存在，广泛分布于自然界。自 20 世纪 80 年代后大肠埃希菌产超广谱 β 内酰胺酶（ESBLs）的比例迅速增加，国外报道 ESBLs 的产生率为 2.2% ~ 28%，国内为 5% ~ 32.4%。大肠埃希菌为条件致病菌。当机体免疫防御功能下降，吸入口咽部寄殖菌或由腹部脏器如胃肠道和泌尿生殖道感染，通过血行传播等。年老体弱者，有慢性基础疾病、气管插管、长期使用糖皮质激素及其他免疫抑制药治疗者，长期使用抗生素而致菌群失调者，以及其他免疫功能缺陷者，为本病的易感人群。大肠埃希菌性肺炎与其他革兰阴性菌肺炎相似，主要呈现肺下叶的支气管肺炎改变。可发生有肺小脓肿、胸腔积液甚至脓胸。炎症累及气管 – 支气管黏膜较少，提示血源性感染较多。

（二）诊断

1.临床表现

与一般急性肺炎相似，大肠埃希菌性肺炎也可表现寒战、发热、咳嗽、咳痰、胸痛、发绀及呼吸困难等。痰常为黏稠脓性，可有腥臭味。部分病例伴胃肠道症状如恶心、呕吐、腹痛、腹泻。严重病例可有嗜睡等意识障碍和末梢循环障碍。肺部体征可有双下肺呼吸音降低并有湿啰音，肺部实变体征少见。少数患者有胸腔积液的体征。

2.实验室检查

实验室检查示外周血白细胞和中性粒细胞增多，核左移。痰、胸腔积液、血液甚至尿等多种标本可培养分离出大肠埃希菌。X线表现为双肺多叶弥漫性斑片状浸润阴影，以两下肺为主，偶有实变征象。常可发现中等大小的脓腔形成和胸腔积液，约40%患者发生脓胸。

（三）治疗

1.一般治疗

镇咳、祛痰，适量补充液体，维持水、电解质和酸碱平衡。注意保暖，保证休息，进食足够营养和易消化的食物。缺氧时给予氧疗。积极处理原发病和基础疾病。

2.抗菌药物治疗

（1）β内酰胺类：头孢菌素或半合成青霉素联合氨基糖苷类抗生素是治疗大肠埃希菌肺炎的常用治疗方案。头孢菌素国内曾以第一代的头孢唑林、头孢拉定及第二代的头孢呋辛应用较多，但近年来耐药比例迅速增加。第三代头孢菌素如头孢噻肟（2～12g/d）、头孢哌酮（2～8g/d）、头孢曲松（2～4g/d）、头孢他啶（2～6g/d）等，可作为对重症感染、难治性感染的经验性治疗的有利药物，可单用或与其他药物合用。半合成青霉素如哌拉西林及其与酶抑制药的混合的复合制剂如氨苄西林舒巴坦钠（6～12g/d）、哌拉西林他唑巴坦钠（13.5g/d）等对大肠埃希菌及其他革兰阴性杆菌有较好的杀菌作用。

（2）氨基糖苷类：成人常规可应用庆大霉素24万U/d、妥布霉素24万U/d、阿米卡星 0.4 ~ 0.6g/d、奈替米星 0.2g/d、依替米星 0.2g/d 等均可用于大肠埃希菌肺炎的治疗，尤其是后两者，临床耐药率较低且不良反应较少，经验用药时可作首选联合用药之一，主张每日 1 次用药，老年人减量。

（3）氟喹诺酮类：环丙沙星（0.2 ~ 0.4g/d）、氧氟沙星（0.4 ~ 0.6g/d）、左氧氟沙星（0.2 ~ 0.4g/d）、司帕沙星（0.2g/d）、加替沙星（0.4g/d）、莫西沙星（0.4g/d）等对大肠埃希菌有强大的抗菌作用，对医院内获得性或耐药菌引起的大肠埃希菌肺炎也是比较理想的选用药物，但环丙沙星耐药明显增加。

经验治疗效果不佳或药物敏感试验与所选药物不符，则应调整抗菌药物。应尽可能行 β–内酰胺酶及超广谱 β 内酰胺酶（ESBLs）的检测，根据药敏结果选用敏感抗生素，但应注意对 ESBLs 阳性的大肠埃希菌，由于存在接种物效应，即使体外药物敏感试验对某些 β 内酰胺类抗生素敏感，但在体内应用时并不能取得预期的疗效。一旦确认为产 ESBLs 菌，则应认为其在临床上对所有头孢菌素类和氨曲南耐药，应尽量避免单用此类抗生素治疗。而且往往同时对氨基糖苷类抗生素及喹诺酮类抗生素同时耐药，此时可据药敏选用亚胺培南或含 β 内酰胺酶抑制药的第三代头孢菌素、头霉烯类、阿米卡星及氟喹诺酮类抗生素治疗。必要时联合用药，抗生素的应用疗程为 10 ~ 14 日。

3.并发症治疗

对发生肺脓肿、胸腔积液或脓胸的患者应加大抗生素的剂量和疗程，脓胸形成者应进行引流，抗生素胸腔内注射，防止胸膜增厚及粘连。并发休克、心肺功能不全者，应给予相应处理，必要时给予机械通气治疗等，并加强护理，有条件者可住入呼吸监护病房。

九、变形杆菌肺炎

变形杆菌为肠道正常菌群中的常见细菌，可引起泌尿道和腹部手术切口感染，少数情况下可引起肺炎甚至败血症。变形杆菌肺炎多继发于一些原发疾病，如糖尿病、慢性肺部疾病、肾病等。多为院内获得性感染，在院内感染中占 3.4% ~ 5.8%，在院内获得性革兰阴性杆菌肺炎中占 7.5% ~ 14%。

（一）病因和发病机制

变形杆菌为革兰阴性杆菌，无芽孢或荚膜，有周身鞭毛。存在于人类和各种野生动物的肠内，也存在于粪肥、土壤和污水中。本属细菌血清型甚多，仅普通变形杆菌和奇异变形杆菌就有 100 多个血清型。医务人员的手部和器械是常见的传播方式。奇异变形杆菌为最常见致病菌，产黏变形杆菌与人类致病无关。变形杆菌肺炎主要为院内获得性感染，以老年男性为主，好发于有慢性肺部疾病、酒精中毒、肾病、糖尿病的个体，其他易患因素包括长期应用抗菌药物、糖皮质激素、免疫抑制药等，另外，机械通气、ICU 病房长期居留也是易感因素。当机体防御功能减退时，咽部寄殖的变形杆菌吸入下呼吸道，当吸入的细菌达到一定量时，即可引起肺炎。也可通过污染的吸痰管直接带入下呼吸道。长期应用抗酸药或 H2 受体拮抗药造成的偏碱环境也有利于变形杆菌的寄殖，也可为血源性感染。受累肺呈现实变，部分可见多发性肺脓肿，甚至大的脓腔，胸腔积液罕见，镜下可见肺泡腔内充满红细胞，以及单核细胞、巨噬细胞、中性粒细胞等。肺泡隔内的毛细血管呈中度充血，肺泡隔部分伴有纤维化形成。脓肿形成区肺泡隔完全破坏。

（二）诊断

1.临床表现

临床表现缺乏特异性，与多数肠杆菌科细菌性肺炎的表现类似。主要表现为寒战、发热、咳嗽、咳痰、胸痛、呼吸困难，可伴有神经系统症状，如昏迷、谵妄等。部分患者可以神经系统症状为首发表现。可有肺实变体征，如语颤增强，叩诊呈浊音，多数患者可闻及管性呼吸音，有时出现气管移位。胸腔积液体征罕见。

2.实验室检查

（1）血常规：白细胞总数明显升高，可见核左移现象，偶有贫血。

（2）细菌学检查：培养是确诊变形杆菌的主要依据。可采用 TTA、PSB、BAL、LA 等防污染下呼吸道标本采样技术采集标本，血培养阳性率极低。

（3）胸部 X 线表现：缺乏特异性。血源性变形杆菌肺炎病变可发生于多个肺叶，吸入感染者病变多于上叶后段或下叶背段。表现为沿肺叶或肺段分布的渗出性病灶，部分患者受累肺叶的容积可缩小，致气管偏移。多发脓腔多见，有时可见到大的空腔，也可呈支气管肺炎表现。

（三）治疗

1.抗菌药物治疗

（1）第三代头孢菌素：在体外细菌学及药物敏感试验结果出来前，对革兰阴性杆菌肺炎尤其是院内获得性目前主张选用针对革兰阴性杆菌的第三代头孢菌素，或与氨基糖苷类抗生素合用。常用药物头孢曲松2~4g/d，头孢他啶2~6g/d，一个疗程7~10日。

（2）氨基糖苷类：对奇异变形杆菌以外的细菌常为首选，最常使用的为阿米卡星，剂量为0.4g/d，疗程10~14日。但对有肾功能不全者或老年人宜选用不良反应轻的新氨基糖苷类，如奈替米星和依替米星，剂量均为0.2g/d，一次静脉滴注，必要时酌情减量，并做血药浓度检测。可与第三代头孢菌素合用。

（3）喹诺酮类药物：可静脉应用环丙沙星（0.2~0.4g/d）、氧氟沙星（0.4~0.8g/d）、左氧氟沙星（0.2~0.4g/d）、司帕沙星（0.2g/d）、加替沙星（0.2~0.4g/d）及帕珠沙星（0.6g/d）等，一个疗程为7~10日。

当取得病原学结果后，应及时根据药敏结果调整抗生素，选用敏感抗生素，对产超广谱β内酰胺酶（ESBLs）的菌株，可选用含β内酰胺酶抑制药的药物如氨卡西林/舒巴坦钠（6~12g/d）、哌拉西林/他唑巴坦（13.5g/d）、头孢哌酮/舒巴坦钠（2~8g/d），严重感染可选用亚胺培南（1.5~4g/d）。

2.一般治疗

保持呼吸道通畅，吸氧，给予足够的营养和液体，以保持机体处于安全和稳定状态。积极处理基础疾病，如慢性肺部疾病、糖尿病、酒精中毒和肾病等，酌情使用人血丙种球蛋白，有利于改善病人机体状况，增加抵抗力。

十、铜绿假单胞菌肺炎

铜绿假单胞菌肺炎是由铜绿假单胞菌（又称绿脓杆菌）引起的肺炎。在院内感染细菌性肺炎中占10%~35%，在ICU病房中，尤其是气管插管或切开72小时后发生的呼吸机相关肺炎，铜绿假单胞菌占50%左右，为最常见的院内感染肺炎。在院外获得性肺炎中，铜绿假单胞菌感染较少见，但在某些免疫或防御功能低下的人群中的发病率较高。

近年来，铜绿假单胞菌肺炎除发病率增高外，多重耐药菌感染有不断增加的趋势，造成治疗上的困难，病死率较高，已成为临床上常遇到的难治性肺炎之一。

（一）病因和发病机制

铜绿假单胞菌属于革兰阴性非发酵菌群，假单胞菌属。在自然界广泛分布，也常寄殖于正常人呼吸道、胃肠道、皮肤等处。在医院环境中的医疗设备，如各种导管、人工呼吸器、湿化器、雾化器、床头柜、被褥、水龙头等均可分离到。在住院的患者中，尤其是应用广谱抗生素后和危重病患者，口咽部分离阳性率明显增加。其生物学特点是毒力强，但侵入力弱。通常在机体防御能力下降时致病，为条件致病菌。感染的途径包括口咽部含铜绿假单胞菌的分泌物吸入、外源性带菌气溶胶吸入及血行性肺部感染等。急性发病时，以吸入途径最常见。咽部铜绿假单胞菌丛生，或呼吸机管道带有细菌的液体，反流误吸入气道，形成感染。慢性反复感染患者，尤其是支气管扩张患者，内源性途径占主要地位。这些患者的气道内长期存在铜绿假单胞菌寄殖，当机体防御能力下降时，侵入气道形成感染。铜绿假单胞菌致病成分包括有内毒素、外毒素、色素、蛋白溶酶等。因此，急性感染时全身中毒症状明显，易形成化脓性炎症，并且易导致慢性感染和长期带菌。

（二）诊断

1.临床表现

（1）全身毒血症状：铜绿假单胞菌肺炎可以是急性起病，也可为慢性反复感染。急性起病者，常有寒战、高热、疲乏，较常有败血症样或休克表现。慢性反复感染者，全身症状可不明显，仅有部分患者出现发热、疲乏、食欲缺乏等。

（2）呼吸道症状：可有咳嗽、咳痰，咳脓痰较多，典型的痰液为翠绿色，较少见，痰可以有特殊的臭味。病变范围广者可有呼吸困难，严重者发生呼吸衰竭。

（3）其他症状：可出现心率相对缓慢，严重患者可有神志模糊，有败血症者可见中央坏死的出血性皮损。

2.实验室检查

（1）血常规：急性感染者白细胞计数及中性粒细胞比例增高，核左移。慢性感染者血白细胞计数及中性粒细胞比例多正常，血红蛋白及红细胞计数可低于正常。

（2）痰细菌学检查：获得痰液的方法对检查结果有明显的影响。咳出的痰易被上呼吸道正常菌群污染而影响其准确性，留痰前应先用生理盐水反复漱口，痰标本处理过程中避免外来污染。为避免上呼吸道污染，最好采用经纤维支气管镜双导管保护毛刷、支气管肺泡灌洗、经环甲膜穿刺抽吸等方法直接从下呼吸道取标本，也可经皮肺穿刺抽吸、开胸或胸腔镜肺活检取病变组织进行细菌培养。然而，有创伤性仅用于部分治疗有困难的病例或临床研究。革兰染色细菌形态、单克隆免疫荧光抗体检查病原体对铜绿假单胞菌有一定的快速诊断作用，但准确性并不能满足临床的要求，而且不能提供药敏资料。

（3）血液和胸腔积液培养：凡是有重症肺炎表现的患者，均应做血培养。有胸腔积液时，应及时做胸腔积液细菌培养和药物敏感试验。结果有确诊意义。

（4）胸部 X 线表现：以支气管肺炎型为常见，也可表现为局部实变型和肺脓肿型。治疗不及时者易形成多发性的小脓肿，最终形成片状的机化性肺炎。慢性反复感染者多数伴有支气管扩张。

（三）治疗

1. 抗菌药物治疗

对铜绿假单胞菌有效的药物有以下几类。

（1）β 内酰胺类抗生素：这类药物种类比较多，主要有以下 4 类。

①半合成青霉素类：如哌拉西林（6~12g/d），羧苄西林和美洛西林等。

②第三代头孢菌素类或第四代头孢菌素类：如头孢他啶、头孢吡肟、头孢哌酮。

③碳青霉烯类：如亚胺培南、美罗培南等。单环类：如氨曲南。

④β 内酰胺类药物与 β 内酰胺酶抑制药组成的复合剂型，如头孢哌酮与舒巴坦、替卡西林与棒酸、哌拉西林与他唑巴坦等。

（2）氨基糖苷类抗生素：如妥布霉素、阿米卡量、庆大霉素、奈替米星及依替米星等。

（3）氟喹诺酮类抗菌药物：如环丙沙星、氧氟沙星、左氧氟沙星、加替沙星等。莫西沙星对铜绿假单胞菌肺炎有效率相对较低。

（4）多肽类抗生素：如多黏菌素E，但通常仅作为局部应用。

铜绿假单胞菌耐药菌株不断增多，而且容易出现继发性耐药，在ICU的患者中显得尤为突出，给治疗带来困难。对β内酰胺类耐药的主要机制是产生β内酰胺酶和外膜通透性改变。对氟喹诺酮类耐药的主要机制是DNA回旋酶变构和膜通透性降低。对氨基糖苷类耐药的最主要机制是产生钝化酶。铜绿假单胞菌耐药率达16%～42%，而相对耐药率较低的药物有哌拉西林/他唑巴坦、亚胺培南、头孢他啶、头孢哌酮/舒巴坦、阿米卡星等。

对铜绿假单胞菌抗菌药物治疗的原则是早期、足量、联合、足疗程。首选半合成青霉素类（如哌拉西林）、第5代头孢菌素类（如头孢他啶）或碳青霉烯类（如亚胺培南），也可选用氟喹诺酮类（如环丙沙星、左氧氟沙星）、单环类（如氨曲南）、第四代头菌素（如头孢吡肟）、氨基糖苷类（如妥布霉素、阿米卡星）、头孢哌酮舒巴坦、替卡西林、哌拉西林他唑巴坦等。对于易感人群的中重度急性肺炎，获得病原学资料前，经验用药应选用对铜绿假单胞菌有效的药物。首选β内酰胺类。β内酰胺类抗生素（除亚胺培南外）与酶抑制药合用通常能增加20%左右的有效率。对于估计耐药率高（如长期应用多种抗生素）者、病情严重或治疗有困难者，应该联合用药，如无用药禁忌，首选β内酰胺类药物与氨基糖苷类合用。也可氟喹诺酮类与氨基糖苷类合用或β内酰胺类与氟喹诺酮类合用。早期有效的治疗是提高疗效的关键，疗程通常为2周左右，争取将细菌清除，避免形成慢性反复感染。慢性反复感染者，要根据药物敏感试验的结果来指导联合用药治疗。对于支气管扩张者，铜绿假单胞菌在气道内长期存在，症状持续，治疗困难，可采用"脉冲式"治疗方案。平时仅应用一般性和辅助性的治疗，如祛痰、低剂量大环内酯类药、缓释茶碱等，当有急性加重的征象时，及时给予1个疗程（2周）的联合用药治疗。病情得到控制后（尽管还有一些持续的症状）停用针对性治疗的抗生素。也有用多黏菌素雾化吸入长疗程治疗（常用剂量为1%溶液4mL，相当于40mg，每日3次），认为可减少带菌率和急性加重。

2.难治性感染的处理

难治性铜绿假单胞菌肺炎常见于有基础肺疾病（COPD，支气管扩张，肺纤维化等）、人工通气、慢性心力衰竭或肾衰竭等的患者，治疗比较困难。处理的原则如下。

（1）再次论证诊断的正确性，尤其是要注意排除肺部恶性肿瘤、肺栓塞、心力衰竭等类似肺炎表现的疾病。

（2）寻找难治的原因，包括慢性心肺疾病、反流误吸、人工通气、引流不畅、过分使用抗酸药、药物选用不当、细菌耐药或混合感染、老年人、全身衰竭、长期卧床、糖尿病、慢性肝肾功能不全、免疫功能低下等。

（3）积极处理引起难治的原因。积极治疗基础疾病的同时，使用气道扩张药和祛痰药，使气道通畅。有明显痰液阻塞者，及时用纤维支气管镜做吸引和冲洗，可同时做深部痰培养和局部滴药治疗。对于有反流误吸者，要注意气管插管套囊的密封性好（选用合适的插管或套管、合适的位置和压力），鼻饲前论证胃管的位置正确，半坐卧位缓慢给予鼻饲和使用胃肠动力药。

（4）反复做痰病原菌的培养和药敏试验，指导抗菌药物的选用和调整。

（5）提高免疫力，改善全身状态和心肾功能。可静脉应用人血丙种球蛋白提高机体免疫能力。改善心力衰竭或肾衰竭，减轻肺间质水肿，有利于肺炎的治疗。

（6）理想的护理对严重感染者非常重要，包括口咽部护理、翻身拍背等。

（7）对于慢性反复感染和长期带菌者，在常规治疗的基础上，可加用口服低剂量大环内酯类药物（例如红霉素 0.4 ~ 0.6g/d，或罗红霉素 0.3g/d，长期使用，可减少临床症状和急性加重。其机制可能与调整气道炎症反应和改变细菌膜的特性有关）、利福平（0.15g，每日 3 次，14 ~ 21 天，可减少复发）、雾化吸入妥布霉素（40 ~ 80mg，每日 3 次）或多黏菌素 E（10 ~ 20mg，每日 3 次），对提高疗效，减少带菌和减少急性加重有一定的辅助治疗作用。

十一、不动杆菌肺炎

不动杆菌是一种机会致病菌，可引起肺部炎症，往往发生在长期住院或机体抵抗力降低患者，如恶性肿瘤接受化学治疗、放射治疗时，糖皮质激素治疗，老年人及婴幼儿，病情较重。细菌在肺泡内、细支气管内繁殖侵袭引起下呼吸道黏膜及肺泡充血、肿胀、炎性渗出、白细胞浸润聚集、化脓性坏死形成空洞及纤维增生。本菌对多种常用抗生素耐药，治疗较困难，病死率较高。

（一）病因及发病机制

不动杆菌是一属不发酵糖类的革兰阴性球杆菌或短杆菌。1954 年归于一个菌属即不动杆菌属。不动杆菌广泛分布于水、土壤、人体皮肤、口腔黏膜、呼吸道和泌尿生殖道中。尤其在医院环境中，医务人员与患者之间手接触很可能是导致流行的重要传播途径。不动杆菌呼吸道感染来自外源性，也可为内源性。目前认为主要的还是呼吸道人工管道、雾化器面罩、湿化瓶、呼吸机管道等带入的不动杆菌造成呼吸道感染。

（二）诊断

1. 症状

起病急骤，寒战、高热、体温可高达40℃，热型不规则。咳嗽剧烈、痰黏稠、黄脓状，在肺部形成脓肿时可见大量黏稠脓痰，每日达数百毫升，少数患者痰中带血，呼吸困难明显。消化道症状常见为恶心、食欲缺乏、呕吐、腹泻。本病可多处感染。最多是泌尿道感染，出现尿痛、尿急等症状。

2. 体征

继发性不动杆菌肺部感染者，多原有基础疾病或呼吸道感染。起病缓慢，在抗生素治疗下仍不见好转，临床感染症状加重，在临床上易疏忽。全身衰竭明显、发绀、气促。有慢性肺脓肿或支气管扩张。感染时可有杵状指、贫血面容。呼吸音降低（患侧）及湿啰音，哮鸣音（两下肺多见），有脓胸时表现为胸腔积液体征，伴有败血症感染者可有脾大。

3. 痰培养

连续2次以上痰培养有不动杆菌生长；不动杆菌为纯培养或优势菌。

4. 血常规

白细胞分类计数升高，一般为（10～20）×10^9/L，中性粒细胞0.8～0.9，有时有肝功能异常。

5. 胸部X线检查

肺中下野斑片阴影，少数为大片阴影，片状浓密影中见透亮区，呈多发性。部分患者有胸腔积液X线征象。

6. 临床出现下列情况时应怀疑不动杆菌感染

（1）机体抵抗力下降的住院患者，监护病房患者，有人工气道及使用呼吸机治疗的患者中发生的感染或双重感染时。

（2）临床表现似为革兰阴性菌感染，但氨苄西林及头孢类抗生素等疗效不好时。

（3）长期使用多种抗生素呼吸道感染仍不能控制者。对可疑患者要反复留取分泌物或痰进行培养。

（三）治疗

1. 抗菌药物治疗

20世纪不动杆菌对庆大霉素、氨苄西林、头孢菌素、阿米卡星（丁胺卡那）、妥布霉素均较敏感，治疗以氨基糖苷类抗生素为主。但近年来，不动杆菌出现多重耐药株，新一代的喹诺酮类环丙沙星、氧氟沙星、依诺沙星均显示对不动杆菌有较高的抗菌活力。第三代头孢菌素，如头孢噻肟；第四代头孢菌素，如头孢吡肟、头孢匹罗可用于不动杆菌肺炎。由于鲍曼不动杆菌易发生耐药，抗菌治疗时应联合用药。对于耐药鲍曼不动杆菌，可选用头孢哌酮 / 舒巴坦＋碳青霉烯类或磷霉素，也可选择氨苄西林 / 舒巴坦＋环丙沙星等，其中舒巴坦每日用量应达到4～6g。可酌情选用替加环素、多黏菌素、单独的舒巴坦、米诺环素等与其他抗菌药物联用。笔者曾采用哌拉西林 / 舒巴坦联合氨基糖苷类治疗耐药鲍曼不动杆菌肺炎获得成功，舒巴坦每日用量为4.5g，其中1例尚联合第三种抗菌药物利福霉素钠，0.5g，静脉滴注，每日3次。

2. 一般治疗

此类患者多全身衰竭明显，营养支持较为重要，应酌情补充脂类、氨基酸、维生素、血浆、新鲜血液等，可静脉用人血丙种球蛋白。

（四）并发症及预后

可并发脑膜炎和全身感染。由于不动杆菌耐药性日趋严重，诊断治疗不及时，病死率较一般细菌感染高，重症感染病死率高达30%，国内报道病死率为20%。

十二、军团菌肺炎

军团菌肺炎是指由军团杆菌引起的急性肺炎，为全身军团病最常见的表现形式。军团菌感染最易累及的脏器为肺，其次为胃肠道和神经系统，少数还可累及肾、心及皮肤。国内军团菌肺炎占细菌性肺炎的1%～16%，平均5%，为社区获得性肺炎3种常见细菌之一。军团菌感染暴发时侵袭率高达30%。院内感染细菌肺炎中，军团菌肺炎约占 10%。

（一）病因和发病机制

军团菌为革兰阴性杆菌，不形成芽孢，无荚膜，可运动，有 1~2 根极鞭毛和侧鞭毛，其外膜的某些磷脂成分可引起溶血反应，脂多糖可引起特异性血清学反应。军团菌在普通细菌培养基上难以生长，目前多用 BCYE 琼脂培养基。军团菌属于军团菌科，其中只有军团菌属。目前已经发现的军团菌有 40 多种 60 多个不同血清型，但只有不到 50% 可引起人类疾病，最常见的是嗜肺军团菌。嗜肺军团菌有 14 个血清型，90% 的军团菌病是由嗜肺军团菌感染引起的，其中嗜肺军团菌血清型 1~6 型占感染率的 85%。军团菌为条件致病菌。军团病在夏末秋初为高发季节，任何年龄人群均可发病，免疫功能低下者为好发人群，可暴发流行。可以通过饮水及气溶胶吸入传播和感染人群。

军团菌进入肺终末细支气管和肺泡后被巨噬细胞吞噬。军团菌可抑制巨噬细胞吞噬体和溶酶体的融合，从而使军团菌能在巨噬细胞内生长繁殖，最终破坏巨噬细胞，军团菌释放出来产生下一轮吞噬及释放，如此可导致肺泡上皮和血管内皮的损害，并伴随水肿液和纤维素的渗出，同时有不同程度的巨噬细胞和中性粒细胞浸润。细菌产生毒素，可引起出血、细胞溶解、坏死、血细胞的功能异常等。细菌可逆行至较大的细支气管及大气道，也可扩展至肺间质、胸膜、淋巴管，还可能随淋巴管进入循环而形成全身感染。本病的病变分布范围、破坏程度取决于宿主的抵抗力、病原菌的毒力及感染的菌量，可表现为支气管肺炎，大叶性肺炎，空洞形成直至全身多系统损害。肺外病变主要包括军团菌直接引起的病变，如化脓性心肌炎、肌病、中枢神经系统损伤及肝、肾功能异常和弥散性血管内凝血（DIC）等。

（二）诊断

1. 临床表现

（1）全身毒血症状：潜伏期 2~10 天。90% 以上有骤起的发热，多为 39.5~40℃，50% 以上持续高热 ≥ 40℃。发热常伴随相对缓脉。3/4 的患者伴随寒战。多有头痛、乏力、肌痛等。

（2）呼吸系统表现：早期轻度干咳，3~4 日后咳嗽加重，咳少量黏痰，痰中可带少量血丝或血痰，咳稠厚黄脓痰很少见。部分患者出现胸痛、胸闷和呼吸困难，可表现为进行性呼吸困难。早期肺部可闻及湿啰音，部分可闻及哮鸣音。可有少量胸腔积液，随着肺部炎症的发展，可出现肺实变体征。

（3）消化道症状：早期消化道症状明显，表现为无痛性腹泻，水样便，无脓血便。1/4的患者有恶心、呕吐。腹腔脓肿罕见。

（4）神经系统症状：较为常见，可表现为轻度的神志改变，如焦虑、反应迟钝，少数可出现谵妄、昏迷、精神错乱和癫痫大发作等。

（5）部分患者可出现关节痛和肌痛。

（6）军团菌肺炎可出现以下并发症：心脏军团病、急性肾衰竭、休克、DIC、闭塞性细支气管炎或闭塞性细支气管炎伴机化性肺炎。

2. 实验室检查

（1）血常规：白细胞计数中度升高，严重者可高达30×10^9/L或低于4.0×10^9/L，中性粒细胞比例增高，红细胞沉降率明显增快，严重者血小板减少。

（2）尿常规：50%患者有蛋白尿，部分患者可出现血尿和颗粒管型。

（3）肝功能：肝功能损害主要表现为转氨酶的轻度升高，乳酸脱氢酶、碱性磷酸酶也可升高，少数患者可表现为黄疸。

（4）血电解质：电解质紊乱主要表现为低钠、低钙、低磷；低钠血症最为突出，为本病的重要的特征性表现之一。

（5）呼吸道分泌物涂片染色检查：革兰染色军团菌常不着色，或呈小而细长的革兰阴性杆菌。Giemsa染色可见细胞内或细胞外淡紫色细长细菌。Gimenez染色时军团菌被染成红色，背景为蓝色。改良抗酸染色也可检出军团菌，故有时可误诊为肺结核。痰涂片革兰染色见较多中性粒细胞而未见细菌时提示有军团菌感染的可能。

（6）军团菌培养：气道分泌物，血、痰、胸腔积液、支气管肺泡灌洗液（BALF）等标本以酵母浸膏培养基（BCYE培养基）进行培养；一般3～5天可见菌落。由于军团菌生长条件要求严格，培养阳性率较低。因此，虽然细菌培养是军团菌肺炎最可靠的诊断方法，但仍无法满足临床诊断的需要。

（7）细菌抗原检测：直接荧光抗体法（DFA）检测细菌抗原，有利于早期诊断，但有交叉反应。军团菌抗原的测定，主要包括酶联免疫吸附试验（ELISA），放射免疫测定（RIA）、反相间接血凝试验以及乳胶凝集试验等。

（8）PCR 和基因探针检测军团菌特异性 DNA 片段：对嗜肺军团菌以外的军团菌检出率高，对嗜肺军团菌本身检出率低，故对军团菌肺炎诊断价值有限。

（9）血清特异性抗体检测：一般抗体需 4～9 周才能达到有诊断意义的水平，仅 25%～40% 患者第 1 周呈有意义升高。一次军团菌感染后抗体升高可持续数月甚至数年。检测方法主要有间接免疫荧光（IFA）、EIISA、微量凝集试验与试管凝集试验，以 IFA 最常用。

（10）尿抗原检测：80% 的患者检测出尿中军团菌抗原，并具有抗生素治疗数日后仍可检测出阳性结果的优点。

（11）胸部 X 线表现：开始主要表现为双肺片状肺泡浸润，少数免疫抑制患者早期也可见到间质浸润。病变继续发展，50% 患者出现邻近肺叶受累，并可累及到对侧。免疫功能低下的严重患者可现空洞和肺脓肿改变。30% 患者有少量胸腔积液，少数患者可先于肺野浸润灶出现。肺部病灶的吸收较一般肺炎缓慢，在临床治疗有效时 X 线表现病变仍呈进展状态为其 X 线表现特征之一。20% 患者至 2 周病变才明显吸收，1～2 个月阴影方完全消散，少数患者可延迟至数月，可残留少量条索状阴影。

3. 诊断标准

军团菌肺炎是一种革兰阴性杆菌（军团菌）引起的肺部炎症。诊断军团菌肺炎主要依据如下。

（1）临床表现有发热、寒战、咳嗽、胸痛等呼吸道感染症状。

（2）胸部 X 线片具有炎症性阴影。

（3）呼吸道分泌物、痰、血或胸腔积液在药用炭酵母浸液琼脂培养基（BCYE）或其他特殊培养基培养，军团菌生长。

（4）呼吸道分泌物直接免疫荧光法检查阳性。

（5）血间接荧光法（IFA）检查前后 2 次抗体滴度呈 4 倍或以上增高，达 1：128 或以上；血试管凝集试验（TAT）检测前后 2 次抗体滴度呈 4 倍或以上增高，达 1：160 或以上；血微量凝集试验检测前后 2 次抗体滴度呈 4 倍或以上增高，达 1：64 或以上。

凡具有（1）（2）同时又具有（3）（4）（5）项中任何一项者诊断为军团菌肺炎。

注：对于间接荧光抗体试验或试管凝集试验效价仅 1 次增高（IFA >
1：256，TAT > 1：320），同时有临床及胸部 X 线片炎症表现的病例可考虑为
可疑军团菌肺炎。

（三）治疗

1. 一般处理原则

轻症患者可在门诊口服大环内酯和新喹诺酮类药物治疗，中、重度患者应住
院治疗。有慢性基础疾病的患者也应住院治疗。有以下表现者，提示病情危重，
应收入监护病房。

（1）呼吸急促：呼吸频率每分钟 > 30 次。

（2）持续高热：体温 > 38.5℃。

（3）休克：收缩压 < 90mmHg，舒张压 < 60mmHg。

（4）神志异常：嗜睡、谵妄、惊厥、昏迷等。

（5）急性肾功能不全：尿量 < 20mL/h 或 < 80mL/4h。

（6）胸部 X 线片表现显示双肺受累或多叶肺受累、入院后 48 小时内肺部浸
润增加 50% 以上。

（7）实验室检查：白细胞计数 < 4.0×10^9/L 或 > 30.0×10^9/L，$PaCO_2$ >
50mmHg，PaO_2 < 60mmHg。

2. 病原学治疗

（1）大环内酯类抗生素：以往治疗军团菌肺炎的经典药物是红霉素，
2 ~ 4g/d，疗程一般为 10 ~ 14 日。在这个治疗剂量下，消化系统的不良反应十分
常见，在更高的治疗剂量下约有 1/4 的患者出现耳毒性。新合成的大环内酯类抗
生素的不良反应较红霉素为轻，其在酸性环境中稳定，生物利用度高，目前常用
的有阿奇霉素、克拉霉素。阿奇霉素半衰期长达 48 小时以上，成人常用 0.25g/d，
连续口服 2 周；也可 0.5g/d，口服 6 日，停 4 日，再服 6 日；对于重症患者应静
脉滴注。克拉霉素，成人 0.5g/d，分 2 次口服，疗程 2 ~ 3 周。

（2）喹诺酮类抗菌药物：喹诺酮类药物的药敏试验表明对军团菌均具有良好
的抗菌活性和较低 MIC。治疗军团菌病的有效剂量分别为环丙沙星 400mg/d，左
氧氟沙星 500mg/d，莫西沙星 400mg/d，疗程 7 ~ 14 日；氧氟沙星 400 ~ 800mg/
d，培氟沙星 800mg/d 和司帕沙星第 1 日 400mg，此后 200mg/d，疗程 10 ~ 14 日；

帕珠沙星 600~1000mg/d，加替沙星 400~600mg/d，疗程 10~14 日。嗜肺军团菌对喹诺酮类药物的耐药现象比较少见。

（3）其他抗菌药物：利福平是一种对细胞内和细胞外军团菌均具有明显抗菌效应的药物。由于利福平可产生耐药性，因此，临床上不推荐单药治疗。仅在一些严重的军团菌病例，特别是在免疫受损宿主，利福平协同其他抗菌药物进行治疗。成人可用利福平，1.2g/d，分 2 次口服，重症患者可用利福霉素钠，1.0~1.5g/d，分 2 次静脉滴注。β－内酰胺类和氨基糖苷类抗生素，其中一些药物具有良好的细胞内抗菌活性，如亚胺培南和庆大霉素等。复方磺胺甲噁唑、四环素族和氯霉素也有体内外研究和临床应用报道，但由于其抗菌活性明显低于大环内酯类、喹诺酮类和利福平等药物而很少应用。

（4）联合用药：病情较重者可联合用药。大环内酯类与喹诺酮类药联合，大环内酯类与利福霉素类联合，喹诺酮类与利福霉素类联合均可。有学者发现，在体外红霉素和利福平具有协同效应。环丙沙星加红霉素，或利福平加环丙沙星也可观察到同样的协同效应。临床观察结果发现，红霉素和利福平联合治疗可明显改善免疫抑制患者的预后。其他抗菌药物联合治疗的报道目前仍十分少见。

3. 对症治疗和并发症治疗

纠正低氧血症、酸碱及水、电解质失衡，抗休克。对严重呼吸衰竭进行机械通气治疗。渗出性胸膜炎可穿刺抽液或引流。急性肾衰竭时应做血液透析治疗。

（四）军团菌肺炎的预后

体质好、无慢性基础疾病、并经大环内酯类抗生素治疗者病死率约 7%，免疫功能障碍和未接受大环内酯类抗生素治疗者，病死率可高达 80%。早期确诊，并及时正确治疗者，免疫功能正常者病死率由 25% 降至 7%，而免疫功能障碍者则由 80% 降至 25%。正确使用抗菌药物治疗者，肺功能可完全恢复正常，少数患者可遗留肺纤维化。

第二节 厌氧菌肺胸膜感染

厌氧菌肺炎是由厌氧菌引起的肺部急性化脓性炎症，多为吸入性混合感染，常形成肺脓肿或并发脓胸。有报道62%~100%的吸入性肺炎有厌氧菌感染。脓胸中厌氧菌感染占25%~40%，个别高达76%。社区获得性肺炎中厌氧菌感染达21%~23%，院内感染肺炎厌氧菌感染为35%。

一、病因及发病机制

厌氧菌系指在其生长繁殖过程中对氧耐受性较差，只能在乏氧条件下生长的细菌。正常人的口腔、鼻咽部、皮肤、消化道和生殖道均有大量厌氧菌寄殖，为人体正常菌群的组成部分。厌氧菌通常分为4大类。

（一）厌氧球菌

包括革兰阳性消化链球菌、消化球菌、厌氧性链球菌和革兰阴性韦荣球菌属。消化链球菌在肺胸膜感染中常见。

（二）革兰阴性厌氧杆菌

包括类杆菌属、梭杆菌属、纤毛菌属，在肺胸膜感染中以类杆菌属多见。在类杆菌属中常见的有脆弱类杆菌、产黑色素类杆菌、口腔类杆菌。梭杆菌属中有核粒梭菌、坏死梭杆菌和死亡梭杆菌。

（三）革兰阳性无芽孢杆菌

包括丙酸杆菌属、真杆菌属、乳杆菌属、放线菌属和双歧杆菌属，肺部感染中常见的为真杆菌、丙酸杆菌和迟缓优杆菌。

（四）梭状芽孢杆菌

包括肉毒杆菌、艰难梭菌、产气荚膜梭菌、破伤风杆菌等，极少引起肺部感染。

机体厌氧菌感染多属内源性感染。口腔或上呼吸道寄殖厌氧菌吸入到细支气管造成支气管部分或完全阻塞，可进一步发展成肺胸膜厌氧菌感染。膈下病灶的直接蔓延及化脓性血栓性静脉炎的脓性血栓脱落导致的血源性感染也可造成肺厌氧菌感染。离开正常寄殖部位的厌氧菌若进入感染部位，便可使组织产生损伤、坏死。坏死组织则更有利于厌氧菌繁殖生长，形成厌氧菌感染的恶性循环。临床上，厌氧菌感染常与需氧菌和兼性厌氧菌形成混合感染。吸入性肺炎、肺脓肿、支气管扩张和脓胸为肺胸膜厌氧菌感染的主要形式。需氧菌在生长繁殖的同时必然消耗感染部位的氧，因此，混合感染更有利于厌氧菌的生长。吸入性厌氧菌肺炎多呈节段性分布，初期肺泡壁水肿和中性粒细胞等炎性细胞浸润，伴有肺间质炎症及中度单核细胞反应。一般经过 7～16 日可发展成坏死性肺炎和肺脓肿，可向胸膜腔溃破形成脓胸。

二、诊断

（一）病因

吸入感染者多有醉酒、意识障碍、吞咽困难等易造成误吸的病史。发病多见于 50 岁以上男性和老年人。单纯厌氧菌肺炎潜伏期为 3～5 日，肺脓肿和脓胸潜伏期一般为 2 周。

（二）临床表现

1. 全身毒血症状

通常有寒战、发热、乏力，可有高热，也可中等程度发热。

2. 呼吸系统表现

咳嗽，咳黄色脓痰。痰有恶臭味为厌氧菌肺炎的特征，痰或胸液有恶臭见于 50%～70% 的肺脓肿或脓胸，单纯厌氧菌肺炎仅有 4% 咳恶臭脓痰。部分患者可出现不同程度的咯血，波及胸膜或形成脓胸者有胸痛，病变范围广及大量胸腔积液者可出现呼吸困难。体格检查病变肺区域可叩诊浊音或实音、呼吸音降低、湿啰音。可有胸腔积液的体征。

3. 其他症状

约 50%肺脓肿或脓胸患者可表现消瘦和贫血，慢性肺脓肿者可有杵状指。

（三）实验室检查

1. 血常规

白细胞计数和中性粒细胞比例增高，发生肺脓肿及脓胸者尤为明显，白细胞总数平均分别为 15×10^9/L 和 22×10^9/L，在单纯性厌氧菌肺炎患者平均为 13×10^9/L，很少超过 15×10^9/L。部分患者血红蛋白及红细胞数低于正常。

2. 病原学检查

采用双套管双塞保护刷从下呼吸道取分泌物或抽胸腔积液及血液进行厌氧菌培养，标本不宜暴露于空气中。采用气相色谱法检测厌氧菌的挥发性脂肪酸，迅速简便，可用于筛选和临床用药的初步参考。

3. 胸部 X 线检查

表现为沿肺段分布的均匀、浓密的实变影，多见于上叶后段、下叶背段。血行感染常为双侧斑片状影或均匀实变影，下叶多见，可伴有脓胸或脓气胸。

三、治疗

厌氧菌肺炎及时取得细菌培养和药物敏感试验结果较为困难，故一般根据临床表现采取经验性治疗。但应尽可能获得厌氧菌培养及药敏试验结果，以便治疗失败时调整抗菌治疗方案。厌氧菌肺炎治疗以全身与局部抗菌药物治疗为主，必要时配合外科治疗。

（一）抗菌药物治疗

1. 硝基咪唑类药物

以往普遍应用的为甲硝唑，新合成的有替硝唑和奥硝唑。

进入厌氧菌的甲硝唑被还原为硝基环，继而阻断厌氧菌 DNA 的合成，使细菌死亡。目前仍为临床治疗厌氧菌肺炎的首选药物。脆弱类杆菌、产黑色素类杆菌、梭杆菌、消化球菌、消化链球菌、产气荚膜梭菌及芽孢菌属等厌氧菌均对甲硝唑高度敏感，且不易产生耐药。但放线菌属、丙酸杆菌属、乳酸杆菌属等对甲硝唑耐药。有资料表明，约 40%厌氧菌感染患者单纯以甲硝唑治疗无效。原因可能为混合感染，甲硝唑耐药的微需氧和需氧性细菌感染在此混合感染中发挥主要作用，故单纯甲硝唑治疗无效。甲硝唑生物利用度高达 82%，口服吸收完全可获得与静脉应用等量药物相同的血药浓度。治疗剂量甲硝唑的不良反应轻微，最常见胃肠道反应，可达 5%~10%。其他不良反应为舌灼热感或口腔金属样异味。较严重的不良反应为神经系统表现，如头痛、嗜睡、抽搐、肢体麻木和共济失调，可能与甲硝唑易透过血-脑屏障有关。另外，嗜酒者可发生与甲硝唑相关性戒酒样反应。甲硝唑治疗厌氧菌肺炎静脉滴注首次冲击量为 15mg/kg，维持量为 7.5mg/kg，每日 2~3 次。也可 7.5mg/kg 静脉滴注，6 小时 1 次。口服剂量为 0.6~1.2g/d，分 2~3 次。

替硝唑为 20 世纪 60 年代后期由美国辉瑞公司开发的新硝基咪唑类衍生物，比甲硝唑疗效更高、耐受性更好。对革兰阴性厌氧菌如脆弱类杆菌、梭状菌属和韦荣球菌的作用较甲硝唑强，较甲硝唑的抗菌作用约强 2 倍，微需氧菌如弯曲杆菌、大肠埃希菌对该药中度敏感。革兰阳性厌氧菌如消化链球菌对本品敏感，其对梭状芽孢杆菌的作用较甲硝唑差，放线菌属和丙酸杆菌属对其耐药，该药口服吸收完全，口服或静脉给药的半衰期为 12~14 小时。与甲硝唑比较，替硝唑有吸收快、血浓度高、持续时间长的特点，替硝唑的不良反应较少而轻，偶有恶心、呕吐、食欲缺乏、口腔异味、皮疹、头痛、白细胞减少等。若应用替硝唑期间饮用含乙醇的饮料，可也出现戒酒样反应，妊娠早期及哺乳期应避免应用。成人口服 1 次 0.5~1.0g，每日 2 次，首剂加倍。静脉滴注 400~800mg，每日 2 次，也可选用奥硝唑。

由于硝基咪唑类药物仅对厌氧菌有效而对其他需氧菌无效，故而常应与其他抗菌药物联合应用，才可能有效控制混合感染。

2. 氯霉素

除少数产气荚膜梭菌外，氯霉素几乎对所有厌氧菌均肯定有效，且在组织和体液中浓度较高。但氯霉素可致骨髓抑制，后果常较严重。氯霉素造成的再生障碍性贫血一般多发生在口服用药后，偶尔见于长期氯霉素滴眼后。注射应用氯霉素而发生再生障碍性贫血者极为罕见。所以，目前对胸腔和中枢神经系统等特殊体腔的厌氧菌感染，氯霉素仍为良好的选用药物。某些厌氧菌可产生氯霉素灭活酶而使其失效。常用剂量为 2g/d，分次静脉滴注。值得注意的是，静脉滴注氯霉素后，在体内迅速水解为游离活性型氯霉素。由于水解作用不恒定、不完全，其血药浓度约为口服相同剂量的 70%，且血药浓度波动范围较大。

3. 青霉素

青霉素对消化球菌、产气荚膜杆菌、梭形杆菌和放线菌较敏感，为治疗厌氧菌感染的主要药物之一。然而，目前临床主要的厌氧菌脆弱类杆菌产 β 内酰胺酶率高达 90% 对青霉素耐药。另外，产黑色素类杆菌也对青霉素耐药。加之新的有效的抗厌氧菌药物的相继出现，使青霉素的抗厌氧菌地位受到影响。但对于临床上肺胸膜青霉素敏感厌氧菌感染者，青霉素以其价格低廉、不良反应少仍不失为可选药物。治疗厌氧菌肺炎青霉素剂量为 600 万~ 1000 万 U/d，分 2 ~ 3 次静脉滴注。

4. 亚胺培南 – 西拉司丁钠

亚胺培南为具有碳青霉烯环的硫霉素类抗生素，西拉司丁主要防止亚胺培南的肾毒性。亚胺培南 – 西拉司丁钠是目前最强的抗厌氧菌药物，对所有厌氧菌的抗菌活性等于或超过甲硝唑，优于克林霉素，比头孢西丁的作用强 50 倍以上，对产酶率高达 90% 的脆弱类杆菌的敏感率为 100%，同时，该药对绝大多数细菌均有较强的抗菌活性，也是目前抗菌谱最广、活性最强的抗菌药物。静脉注射亚胺培南 500mg+ 西司他丁 500mg 后 20 ~ 30 分钟，亚胺培南的血 Cmax 可达 33mg/L，半衰期为 1 小时，肾功能减退半衰期可延长，该药经血液透析可清除。不良反应偶见恶性、呕吐、血清转氨酶升高、血白细胞降低。如原有中枢神经系统病变、老年患者或肾功能不全患者给药剂量超过 4g/d，可发生癫痫。成人常规用量为 1.5 ~ 3g/d，分 2 ~ 3 次静脉滴注。

5. 替卡西林 + 棒酸（复方替卡西林）

脆弱类杆菌产生 β 内酰胺酶一直是临床上治疗该菌不理想的原因之一。替卡西林与 β – 内酰胺酶抑制药棒酸的联合制剂复方替卡西林可耐受 β 内酰胺酶而不被其破坏同时保留了广谱的抗菌活性，适用于有混合感染的肺胸膜厌氧菌感染的治疗。成人常用剂量每次 3.2g，每日 3 ~ 4 次静脉滴注。对青霉素过敏者禁用。

6. 头霉素类抗生素

头霉素类的化学结构特点为在头孢烯母核的 7 位碳上加一个甲氧基，其他结构与头孢菌素类似，因此，有人将其列入第二代头孢菌素。该类药物与其他 β

内酰胺类药物的一个主要不同点为其具有较强的抗厌氧菌活性。该类药中头孢西丁对厌氧菌具有高度抗菌活性，并对需氧革兰阴性杆菌有较强抗菌活性，故适用于需氧菌与厌氧菌的混合感染，成人常用剂量为 1~2g，6~8 小时 1 次。头孢替坦对多数革兰阳性菌和革兰阴性杆菌具有抗菌作用，对厌氧菌的抗菌活性与头孢西丁相似，半衰期较长，为 3.3 小时，常用剂量为 0.5~1.0g，12 小时 1 次。头孢美唑对消化链球菌、消化球菌和拟杆菌属厌氧菌具有抗菌活性，但较头孢西丁作用差，成人 1~4g/d，分 3~4 次肌内注射，严重感染 3~8g/d，分 2 次静脉注射或滴注。拉氧头孢抗菌谱较广，对厌氧菌也具有抗菌活性，对脆弱类杆菌的作用较头孢西丁强 2~3 倍，对其他厌氧菌的作用与头孢西丁相似，该药半衰期 2.3 小时，成人常用 2~4g/d，静脉注射或静脉滴注。该药可干扰维生素 K 代谢而致出血倾向，应引起临床注意。

7. 林可霉素类抗生素

林可霉素类主要有林可霉素和克林霉素，两者均有抗厌氧菌活性。克林霉素对消化球菌、消化链球菌类杆菌、梭形杆菌、丙酸杆菌、双歧杆菌和多数放线菌等多种厌氧菌高度敏感，但对艰难梭菌、产气荚膜梭菌耐药。对厌氧菌肺炎，克林霉素较青霉素更为有效。由于林可霉素类抗生素对革兰阴性杆菌无抗菌活性，因而在治疗有混合感染的肺胸膜厌氧菌感染时应同时与其他抗需氧性革兰阴性杆菌的药物联合用药。因该药对艰难梭菌无效，故长期应用易导致艰难梭菌感染的假膜性肠炎。治疗厌氧菌肺炎，成人常用 0.6~1.2g/d，分 2 次静脉滴注，严重感染 1.2~2.4g/d，分 2~3 次静脉滴注。

8. 红霉素

红霉素对除脆弱类杆菌和梭杆菌属以外的各类厌氧菌均具有较强抗菌活性，尤对消化球菌和消化链球菌等革兰阳性球菌疗效更好，但其抗厌氧菌作用较克林霉素为差，且两者间有交叉耐药性。

9. 万古霉素

对革兰阳性厌氧球菌和杆菌有较强抗菌活性，但对革兰阴性杆菌无效。该药尤对长期广谱抗生素应用过程中因菌群失调时艰难梭菌所致的假膜性肠炎具有极好疗效，此为其特点。用法及剂量为 2g/d，分次口服，疗程 7~10 日。

10. 氟喹诺酮类抗菌药物

多数目前临床常用的氟喹诺酮类抗菌药物如环丙沙星、氧氟沙星、氟罗沙星、洛美沙星、培氟沙星、依诺沙星和左氧氟沙星对厌氧菌的抗菌活性很弱。而新一代氟喹诺酮类抗菌药物如司帕沙星、格帕沙星对厌氧菌有中等强度的体外抗菌活性。

尽管近年来有效的抗厌氧菌药物不断开发用于临床，可供选择的抗厌氧菌药物较前日趋增多，但最常用的方案为甲硝唑或替硝唑＋青霉素，病情相对较轻者也可单用青霉素或克林霉素。肺厌氧菌感染的治疗时间至少应持续到肺部浸润病灶清除或仅遗留小的稳定残留病灶为止。厌氧菌肺胸膜感染一旦形成肺脓肿，病程会更长，若治疗不彻底易复发，故通常厌氧菌肺胸膜感染的疗程不宜短于6～12周。

（二）局部治疗

局部治疗的目的在于破坏厌氧菌的生存环境，促进全身抗厌氧菌药物的作用。对于肺脓肿和脓胸，应积极进行引流。引流方法主要有以下3种。

第一，体位引流。可根据肺部病变位置采取相应的引流体位。一般为足高头低位，每次15分钟，每日2～3次。对脓痰量多且身体衰弱者，在行体位引流时应警惕大量痰液涌出导致窒息的可能。

第二，必要时可经纤维支气管镜于病变部位吸引并冲洗，并可局部灌注抗生素。具体方法为：将纤维支气管镜插至病变相应部位的支气管，尽量将脓性分泌物吸引干净。将纤维支气管镜前端嵌入段或亚段支气管开口。经纤维支气管镜吸引管分次灌注生理盐水，每次25～50mL，反复冲洗，回收量以不低于30mL为宜，对于支气管明显缩小，灌注生理盐水不能吸出者，不易继续灌注。可酌情经支气管向病变部位直接注入抗菌药物。

第三，必要时可应用支气管扩张药治疗。对于脓胸应进行胸腔闭式引流，未能及时进行有效引流常常是造成病变迁延不愈的主要原因之一。如脓液黏稠致使引流不畅，可以生理盐水低压冲洗胸腔，并可适当胸腔注入抗生素。当每日引流量和脓腔均＜50mL时，可考虑拔管。脓液或坏死组织的清除不仅使病变本身减轻而且破坏厌氧环境不利于厌氧菌的生长。

（三）外科治疗

对于厌氧菌感染形成慢性肺脓肿或脓胸者常需行外科手术治疗。厌氧菌肺胸膜感染需手术治疗者占 10%~12%。厌氧菌肺部感染的外科适应证如下。

第一，非手术治疗失败的慢性肺脓肿（＞3个月），空腔壁纤维化病变属不可逆者。

第二，肺脓肿伴难以控制的大咯血者。

第三，厌氧菌脓胸脓液黏稠不易引流和慢性脓胸形成者。外科手术的方法包括肺叶切除术、开放式胸腔引流术和胸膜剥离术。

（四）营养支持治疗

厌氧菌肺炎形成肺脓肿或脓胸者，消耗较大，需加强营养支持治疗。可静脉应用氨基酸、脂肪乳，鼓励患者多进食高蛋白食物，必要时鼻饲营养。

第三章　肺循环疾病

第一节　肺动脉栓塞

肺动脉栓塞简称肺栓塞（PE），是由血栓等内源性栓子或空气等外源性栓子栓塞肺动脉或其分支引起肺循环障碍的临床和病理生理综合征，包括肺血栓栓塞症、脂肪栓塞综合征、羊水栓塞、空气栓塞、肿瘤栓塞和细菌栓塞等。

由于长期被视为少见疾病，肺栓塞在我国漏诊、误诊现象严重，病死率高。10 余年来，随着诊断意识和诊断技术的不断进步，研究表明，肺栓塞不仅在西方国家，在我国也是一种比较常见的疾病，是重要的医疗保健问题。肺栓塞诊断正确率通常仅 30%，不治疗病死率可达 40%，而治疗后可降至 8% 以下，说明充分认识、正确诊断与鉴别诊断、及时治疗对提高肺栓塞患者生存率至关重要。

一、病因与发病机制

肺栓塞栓子包括血栓、癌栓、菌栓、脂肪栓、羊水栓、空气栓及寄生虫卵栓子等。以血栓栓塞最为常见，占绝大多数，栓子主要来源于从腘静脉上端到髂静脉段下肢近端深静脉血栓形成，部分来源于盆腔静脉丛、上腔静脉径路或右心附壁血栓。

血栓形成的原因包括原发性和继发性因素，原发性因素由凝血、抗凝因子遗传变异引起。继发性因素与导致静脉血液淤滞、静脉系统内皮损伤和血液高凝状态因素有关，包括长期卧床、长途乘车、长期制动，慢性心肺疾病，血栓性静脉炎，手术、创伤、骨折、静脉内操作与置管术后，恶性肿瘤、妊娠、服用避孕药、高龄等，均为肺栓塞的高危因素。下肢血栓栓子脱落后随静脉血回流至右心，进入肺动脉，依栓子大小、多少引起不同大小及面积的肺动脉血管栓塞。栓塞部位多发生于肺下野，尤其是右下肺野。

肺栓塞后对循环的影响：机械阻塞加之神经、介质、体液等因素参与致肺动脉痉挛，引起肺动脉高压，严重者发生右侧心力衰竭。左心回血量减少，左心室排血量下降，可出现低血压和休克。呼吸功能方面，栓塞区肺循环血流量减少或中断，V/Q 比例失调，肺梗死，血管炎性渗出增加，弥散障碍，肺泡表面活性物质合成减少，肺塌陷、不张，顺应性下降。诸多因素引起不同程度低氧血症和代偿性低碳酸血症（过度通气所致）。

二、诊断

（一）临床表现

1. 症状

肺栓塞的临床表现缺少特异性，是引起漏诊、误诊的重要原因。表现主要取决于栓子大小、数量、栓塞速度及患者原有心肺功能储备状况。轻者可无任何症状，重者可突然发生休克，甚或猝死。常见的症状如下。

（1）呼吸困难：最为常见，见于90％以上患者，呈劳力性，活动或运动后更为明显。

（2）胸痛：多数表现为胸膜炎样胸痛，吸气或咳嗽时加重，见于40％～70％的患者，主要因周围性肺栓塞、肺梗死累及胸膜引起。少数（4％～12％）表现为心绞痛样胸痛，可能与冠状动脉灌注不足、心肌缺血有关。

（3）咯血：发生率11％～30％，提示肺梗死。小量居多。

（4）晕厥：可以是肺栓塞的首发或唯一症状，尤其是慢性栓塞患者，常因脑灌注不足引起。

（5）其他症状：烦躁不安，惊恐甚至出现濒死感，见于50％左右的患者；心悸；咳嗽。

2. 肺栓塞多种多样的临床表现可归属于 4 个症候群

（1）急性肺源性心脏病型：患者突发呼吸困难、发绀，右心功能不全，低血压或休克，见于大块或大面积高危栓塞。

（2）肺梗死型：以突发呼吸困难、胸痛、咯血三联症为主要表现，可伴胸腔积液。

（3）"不能解释的呼吸困难"型：栓塞面积较小，仅或主要表现为不明原因的呼吸困难。

（4）慢性反复性肺血栓栓塞型：起病隐匿，呈慢性经过，发现通常较晚，主要表现为重度肺动脉高压和右心功能不全。应当注意既往临床上诊断肺栓塞强调的三联症症状（呼吸困难、胸痛、咯血）仅见于30%的患者。

3. 体征

肺栓塞体征也无特异性，可有呼吸急促，唇舌发绀，颈静脉充盈，梗死区叩诊浊音。肺部闻及干、湿啰音，肺动脉瓣区第二音亢进。胸腔积液时可查见相应体征，体温呈低至中度升高，血压下降常提示大块或大面积栓塞。若伴有下肢深静脉血栓形成，患者常诉患肢疼痛、肿胀、易疲劳，活动后加重。检查如发现患者一侧下肢周径较对侧增加超过1cm，或有下肢静脉曲张，应高度怀疑为VTE（静脉血栓栓塞症）。

（二）实验室与辅助检查

1. 初筛检查

（1）血浆D-二聚体测定：血浆D-二聚体是交联纤维蛋白特异降解产物。在血栓栓塞时，因血栓纤维蛋白溶解使其血中浓度升高。对急性肺栓塞（APTE）的敏感度达92%~100%，但其特异度较低，仅为40%~43%。手术、外伤、感染和急性心肌梗死时D-二聚体也可增高，因此血浆D-二聚体测定的主要价值在于能排除APTE，当其数值<50μg/L基本可以排除APTE。

（2）动脉血气分析：动脉血气分析是诊断APTE的筛选性指标。主要表现为低氧血症，低碳酸血症，$P(A-a)O_2$增大。不伴慢性阻塞性肺疾病，动脉血二氧化碳增高是诊断肺栓塞的反指征。值得注意的是，约20%确诊为APTE的患者血气分析结果正常。

（3）心电图：多有非特异性异常，如窦性心动过速，T波倒置和ST段下降。典型心电图改变为$S_IQ_{III}T_{III}$型表现，即I导联S波加深（>1.5mm），III导联出现深的Q波和T波倒置。但若应用不当，易导致误诊，如误诊为冠状动脉粥样硬化性心脏病，需观察心电图的动态变化。

（4）胸部 X 线平片：多有异常。有肺梗死者，常于肺下野，尤其是右下肺野见到圆形或楔形浸润阴影，尖端指向肺门，底端向外与胸膜相连。另可见肺动脉高压征和肺血分布不均，表现为肺门影增粗，肺动脉干增宽而远端区域性肺血管纹理变细、稀疏甚或消失，或呈"剪枝"现象。这些表现对肺栓塞虽非特异，但有提示意义。胸片在除外其他胸肺疾病方面也有重要价值，但仅有胸部 X 线片不能确诊也不能排除肺栓塞。

（5）超声心动图：在提示诊断、预后评估及除外其他心血管疾病方面有重要价值。超声心动图可提供 APTE 的直接征象和间接征象。直接征象可看到肺动脉近端或右心腔血栓，但阳性率低，如当时患者临床表现符合 PTE（肺血栓栓塞症），可明确诊断。间接征象多是右心负荷过重的表现，如右心室壁局部运动幅度下降，右心室和（或）右心房扩大，三尖瓣反流速度增快及室间隔左移运动异常，肺动脉干增宽等。心室功能异常是肺栓塞危险度分层的一项主要依据。

2. 确诊检查

（1）CT 肺动脉造影（CTPA）：CT 肺动脉造影能够显示肺栓塞的直接证据，发现段以上肺动脉内的栓子，呈半月形、环形或完全性造影剂充盈缺损。因无创、便捷、准确率高，目前已被推荐为一线确诊手段。但对亚段以下肺栓塞，CT 诊断敏感性尚不够，然而通常认为亚段以下肺栓塞，不治疗是安全的。

（2）放射性核素肺通气或灌注扫描：放射性核素肺通气或灌注扫描是检查肺栓塞简单而安全的无创性方法。单纯肺灌注扫描对诊断肺栓塞具有高度的敏感性，若结果正常，可基本排除肺栓塞诊断，除非临床高度疑诊。若灌注扫描显示 1 个叶段以上肺灌注缺损而该部位通气扫描正常，同时伴有相应症状、体征及深静脉血栓形成，即可开始按肺栓塞治疗。若通气、灌注扫描均异常，则属非诊断性异常，需做进一步检查，如 CT 血管造影或肺动脉造影明确诊断。

（3）磁共振肺血管成像（MRPA）：对肺栓塞诊断敏感性约为 85%，特异性为 96%。约 20% 段级、60% 亚段级肺栓塞可能会漏诊，如 MRPA 检查为阴性，放弃治疗并不安全。因此，一般不作为一线确诊手段，但可作为二线确诊手段，用于对碘造影剂过敏的患者。

（4）肺动脉造影：肺动脉造影是诊断肺栓塞的"金标准"，但操作复杂、有创、费用昂贵，0.01%~0.5% 病死率。随着核素扫描、CT 肺动脉造影等无创诊断技术的日益成熟，已渐少用。

3.深静脉血栓形成的辅助检查

肺血栓栓塞症和深静脉血栓形成为静脉血栓栓塞症的不同临床表现形式，90%的PTE栓子来自于下肢深静脉血栓形成。确诊深静脉血栓形成对诊断肺栓塞有重要参考价值。常用的检查包括血管超声多普勒技术、磁共振成像、肢体阻抗容积图、间接性CT静脉造影术（注入造影剂做肺血管扫描后等待150～180秒或以后做下肢静脉横断面扫描）、间接性核素静脉扫描，以及下肢静脉造影术。

以上简要介绍了肺栓塞的临床表现和常用诊断技术。肺栓塞的诊断最重要的在于意识，不能视肺栓塞为"少见"病而忽略了对它的诊断。临床上凡高危人群出现下列情况应怀疑肺栓塞。

（1）原因不明的呼吸困难或呼吸困难突然加重不能用原来疾病解释。

（2）不能解释的休克、晕厥，肺动脉高压或顽固性右心功能不全。

（3）不明原因的肺野尤其是下肺野浸润性圆形或楔形阴影。

（4）呼吸困难伴胸痛、咯血、胸腔积液。

（5）下肢非对称性水肿、疼痛、疲劳等，均应考虑肺栓塞可能并迅速安排相关检查。

三、治疗

经过早期积极治疗的肺栓塞患者病死率可明显下降。肺栓塞治疗的目的是帮助患者度过危急期，缓解栓塞引起的心肺功能紊乱和防止复发，尽可能地恢复和维持足够的循环血量和组织供氧。

（一）急性肺栓塞的治疗

急性肺栓塞治疗策略：需根据病情严重程度制订相应的治疗方案，应迅速准确地对患者进行危险度分层。危险度分层主要根据3方面临床资料进行评价：①血流动力学是否稳定；②右心室功能不全征象是否存在；③心肌有无损伤。

1.一般处理

对高度疑诊或者确诊的急性肺栓塞，应密切监测生命体征，包括呼吸、心率、血压、中心静脉压、血氧饱和度、血气分析、心电图等，密切观察病情变化，及时做出相应处理。为防止栓子再次脱落，要求患者绝对卧床休息，保持大小便通畅，防止用力。对于有焦虑和惊恐症状的患者，应予安慰，适度使用吗啡、哌替啶、罂粟碱等镇静药，兼有镇痛作用。对合并下肢DVT的患者应绝对卧床至抗凝血治疗达到一定的强度（保持INR在2～3）。适量给予抗生素控制下肢血栓性深静脉炎和预防肺内感染。

2. 呼吸循环支持

对有低氧血症的患者，给予鼻导管或面罩吸氧。面罩吸氧可同时纠正低碳酸血症。当合并呼吸衰竭时，可通过鼻罩或鼻面罩行无创机械通气或行气管插管进行机械通气。注意控制气道平均压及呼气末正压水平，以免心排血量进一步下降。流量采用方波对维持循环稳定有利，尽可能避免其他有创检查手段，以免在抗凝血或溶栓过程中局部大量出血。对于右心功能不全、心排血量下降但血压尚稳定的患者，可给予具有一定肺血管扩张作用和正性肌力作用的药物，如多巴胺或多巴酚丁胺；若血压下降，可增大剂量或使用其他血管加压药物，如去甲肾上腺素等，使平均动脉压维持在10.7kPa（80mmHg）以上。血管活性药物在静脉注射负荷量后（多巴胺3～5mg，去甲肾上腺素1mg），需持续静脉滴注维持。不主张积极补液，因为过多的液体负荷可能会加重右心室扩张而影响心排血量。

3. 抗凝血治疗

抗凝血治疗是肺栓塞的基本治疗方法，可有效地防止血栓再形成和复发。中高危肺栓塞患者溶栓后必须续以抗凝血治疗，以巩固溶栓效果并避免栓塞复发。低危肺栓塞患者通过抗凝血治疗防止血栓再形成，同时借机体自身纤溶机制溶解已经形成的血栓而达到治疗目的。

（1）适应证

所有肺栓塞患者，只要临床高度疑诊，即可进行抗凝血治疗。高危肺栓塞通常在溶栓后序贯给予抗凝血治疗。

（2）禁忌证

①活动性出血，有出血性倾向的器质性病变（如活动性消化性溃疡），出血体质；②凝血功能障碍；③血小板减少症；④未有效控制的严重高血压（可能发生脑血管意外）；⑤创伤；⑥术后、急性感染性心内膜炎、严重肝病等。对于确诊的肺栓塞患者，大部分禁忌证属相对禁忌证。

（3）抗凝血治疗的药物及用法

①普通肝素：为高硫酸酯黏多糖，提取自猪肠黏膜或牛肝。普通肝素与抗凝

血酶Ⅲ结合后，使抗凝血酶Ⅲ构型发生变化，提高其抑制凝血因子（Ⅱa、Ⅹa、Ⅺa和Ⅻa）活性 100～1000 倍，而起到显著的预防血栓再形成作用。用法：首先给予负荷剂量 2000～5000U 或按 80U/kg 静脉注射，继之以 18U/（kg·h）持续静脉滴注。开始治疗 24 小时内每 4～6 小时测定 APTT，根据 APTT 调整剂量，使 APTT 尽可能在最初 24 小时内达到并维持于正常值的 1.5～2.5（中间值 2）倍的治疗水平，稳定后改为每日测定 APTT1 次。溶栓后序贯抗凝血治疗，直接给予肝素 18U/（kg·h）静脉滴注，不需给予负荷剂量。之后同样根据 APTT 水平调整剂量。

②低分子量肝素：是普通肝素通过解聚得到的一种断片成分。与普通肝素相比，低分子量肝素与血浆蛋白和内皮细胞结合较少，生物利用度更高，有更强的抗凝血酶活性，起效更快，作用时间更长，而不良反应更小。因出血发生率低，一般不需监测 APTT 和调整剂量，尤其适用于院外治疗。用法：根据体重给药，每日 1～2 次，皮下注射（脐周最佳）。应注意不同品种、不同厂家低分子肝素其剂量单位及用法的不同，使用时应参照其说明给药。以下是几种低分子肝素的使用方法。

第一，Dalteparin 钠：200anti～Xa U/kg 皮下注射，每日 1 次。单次剂量不超过 18 000U。

第二，Enoxaparin 钠：1mg/kg 皮下注射，12 小时 1 次；或 1.5mg/kg 皮下注射，每日 1 次。单次总量不超过 180mg。

第三，Nadroparin 钙：86anti～Xa U/kg 皮下注射，12 小时 1 次；或 171anti～Xa U/kg 皮下注射，每日 1 次。单次总量不超过 17 100U。

第四，Tinzaparin 钠：175anti～Xa U/kg 皮下注射，每日 1 次。

第五，其他新型抗凝血药物：选择性 Xa 因子抑制剂，目前在我国上市的有磺达肝癸钠和利伐沙班等药物，其适应证均为预防骨科术后 VTE（静脉血栓栓塞症）等。目前国内还没有这些药物治疗 PTE（肺血栓栓塞症）的经验。

③华法林：长期抗凝应首选华法林。华法林是维生素 K 的拮抗药，可阻止凝血因子Ⅱ、Ⅶ、Ⅸ和Ⅹ的 γ 羧酸酯激活而发挥抗凝血作用，为口服抗凝血药。因对已活化的凝血因子无效及起效慢，不适用于肺栓塞急性期。

用法：在肝素或低分子肝素用后第 1～3 日加用华法林，初始剂量 2.5～3mg/d，维持量 1.5～3mg/d，与肝素至少重叠应用 4～5 日（华法林需数日才能发挥明显作用，且在最初 3～5 日有促凝血可能）。当连续 2 日测定的国际标准化比率（INR）达到 2～3 的治疗水平，或 PT 延长至 1.5～2.5 倍正常值时，即可停用肝素 / 低分子肝素，单独口服华法林治疗，根据 INR 调节华法林剂量。在 INR 达到治疗水平前，应每日测定。达到治疗水平后改为每周监测 2～3 次，连续 2 周，至 INR 稳定后改为每周或数周监测 1 次。若行长期治疗，约每 4 周测定 INR 并调整华法林剂量 1 次，使 INR 维持在 2～3 的治疗水平。

疗程：普通肝素或低分子肝素须至少应用 5 日，直到临床情况平稳，血栓明显溶解为止。对高危肺栓塞、复发性肺栓塞肝素约需用至 10 日或更长。华法林维持治疗时间因人而异，至少 3～6 个月。如高危因素可在短期内消除，如服用雌激素或临时制动，疗程 3 个月即可。对于栓子来源不明的首发病例，需至少给予 6 个月的抗凝血治疗。对复发、合并肺源性心脏病或高危因素长期不能解除的患者，疗程应在 12 个月以上甚至终身抗凝血治疗。疗程不足或剂量不够，将严重影响疗效并导致血栓复发率增高。

（4）抗凝血治疗注意事项

①抗凝血治疗前应测基础 APTT、PT 及血常规（包括血小板计数、血红蛋白）。

②对于每日需要大剂量肝素治疗的患者，最好监测血浆肝素水平，使之维持在 0.2～0.4U/mL（鱼精蛋白硫酸盐测定法）或 0.3～0.6U/mL（酰胺分解测定法）。

③肝素可能引起血小板减少症，发生率约 5%，可能是肝素直接或由肝素依赖性抗血小板抗体引起血小板集聚所致。因此在使用普通肝素的第 3～5 日必须复查血小板计数。若长时间使用，还应在第 7～10 日和第 14 日复查。14 日以后，血小板减少一般不再发生。低分子肝素引起血小板减少的发生率低，在应用的前 5～7 日无须监测血小板数量。当疗程＞7 时，也须每隔 2～3 日复查血小板计数 1 次。若血小板迅速或持续降低达 30% 以上，或绝对计数＜50×10⁹/L，应停用肝素。停用肝素后栓塞可能进展或复发，如果预计复发的风险很大，可考虑放置下腔静脉滤器，阻止脱落的血栓再次进入肺循环。有条件者可替代使用重组水蛭素、硫酸皮素、蟒蛇蛋白和其他小分子血栓抑制药抗凝血，直至血小板计数升至 100×10⁹/L 后再给予华法林治疗。

④使用低分子肝素时一般根据体重给药，但对于过度肥胖者或孕妇，低分子肝素可能过量。有条件者最好监测血浆抗 X a 因子活性并调整剂量。对有

严重肾功能不全的患者在初始抗凝血时使用普通肝素是更好的选择（肌酐清除率 < 30mL/min），因为普通肝素不经肾排泄。对于有严重出血倾向的患者，如需抗凝血治疗应选择普通肝素进行初始抗凝血，一旦出血可用鱼精蛋白迅速纠正。

⑤妊娠前3个月和后6周禁用华法林，育龄妇女服用华法林期间应注意避孕。华法林可能引起胎儿鼻、骨骼、肢体发育不良、中枢神经和眼异常，并可能引起胎儿出血死亡及胎盘剥离。因肝素不能通过胎盘，可给予普通肝素或低分子量肝素治疗，直至分娩前24小时或规则宫缩开始时。但临近足月时，肝素已需减量。产后一旦出血停止，即可重新给予肝素抗凝血。产后、哺乳期华法林使用不受限制。

⑥围术期抗凝血治疗：肝素抗凝可在大手术后12~24小时开始，但不给予首剂负荷量。静脉滴注剂量，宜略小于常规剂量，手术部位若有出血，抗凝血治疗应推迟。

⑦抗凝血治疗期间手术或介入治疗：对一般性仅涉及皮下组织的手术和介入治疗，可继续抗凝血治疗。若出血危险性较大，可暂将INR调至1.5左右。对于深部手术，可暂停抗凝血药12~24小时。对急诊手术，应尽快使用鱼精蛋白或维生素K中和抗凝血药，使INR < 1.5。输入凝血酶原复合物500~1500U，可即刻重建正常止血效果。

⑧停用抗凝血药物时应逐渐减量，以避免血凝反跳。

（5）抗凝血治疗的不良反应及处理

抗凝血治疗的主要不良反应是出血。出血的危险性与药物剂量、基础血小板计数、年龄、肝功能、酒精中毒、药物相互作用、创伤、恶性肿瘤等多种因素有关。一般APTT高于2.5或INR高于3，疗效无明显增加，出血的机会明显增加。INR在治疗范围内发生出血，应排除恶性肿瘤存在可能。肝素治疗期间出血，如仅为瘀斑、鼻出血和牙龈少量出血，可不予处理。若为中等量出血，停用肝素即可，APTT通常在6小时内恢复正常。如大量出血或有颅内出血，应停用肝素，同时还应给予鱼精蛋白对抗肝素，用量为约100U肝素用0.5mg鱼精蛋白，缓慢静脉滴注，如给予50mg鱼精蛋白加入溶液中于15~30分钟滴完。此外还可紧急输注血制品，包括冷沉淀物，新鲜冷干血浆和血小板等，迅速补充凝血成分，使APTT恢复正常，多数可在较短时间内止血。华法林出血的发生率约为6%，大出血为2%，致死性出血为0.8%，主要是颅内出血所致。伴INR延长的轻度出血只需中断华法林治疗，直至 INR 恢复到 2～3 的治疗范围。中等量出血可给予维生素 K10mg 皮下或肌内注射，可在 6～12 小时逆转华法林作用。华法林引起的大量出血或颅内出血，除用维生素 K 拮抗外，也应紧急输注冷沉淀或新鲜冷冻血浆，使 INR 迅速恢复正常。

因出血停用肝素或华法林后，若需重新使用，应从小剂量开始，根据 APTT 或 INR 监测值逐渐加量，直至 APTT 或 INR 恢复正常治疗水平。使用维生素 K 拮抗可在长时间内引起华法林耐受，若需继续抗凝血，应改用肝素。肝素引起的血小板减少，在停用肝素 10 日内可逐渐恢复。若血小板计数过低或恢复不理想，可紧急输注血小板，并给予血小板刺激因子，如 IL-11（巨和粒）治疗。肝素还可引起骨质疏松和转氨酶升高。华法林则可引起血管性紫癜，导致皮肤坏死，多发生于治疗的前数周。极少病例发生恶心、呕吐、血压下降、体温升高、过敏等，可对症处理。

4.溶栓治疗

溶栓药物直接或间接将血浆蛋白纤溶酶原转化为纤溶酶，裂解纤维蛋白，迅速溶解部分或全部血栓，恢复肺组织再灌注，减少肺动脉阻力，降低肺动脉压，改善右心室功能，增加左心室回流量和左心排血量，改善心肌和全身灌注水平，可有效降低严重肺栓塞患者的病死率。美国胸科医师协会已制定 PTE（肺血栓栓塞症）溶栓治疗专家共识，对于血流动力学不稳定的急性肺栓塞患者建议立即溶栓治疗。

（1）适应证

2 个肺叶以上的大块 PTE（肺血栓栓塞症）者；不论肺动脉血栓栓塞部位和面积大小只要血流动力学有改变者；并发休克和体循环低灌注 [如低血压、乳酸酸中毒和（或）心排血量下降] 者；原有心肺疾病的次大块 PTE 引起循环衰竭者；有呼吸窘迫症状（包括呼吸频率增加，动脉血氧饱和度下降等）的 PTE 患者；PTE 后出现窦性心动过速的患者。

（2）禁忌证

①绝对禁忌证：活动性内出血；有自发性颅内出血或有出血性卒中病史。

②相对禁忌证：2 周内的大手术、分娩、器官活检或不能压迫止血部位的血管穿刺；2 个月内的缺血性卒中；10 日内的胃肠道出血；15 日内的严重创伤；1 个月内的神经外科或眼科手术；难于控制的重度高血压 [收缩压 > 24kPa

（180mmHg），舒张压＞14.7kPa（110mmHg）]；近期曾行心肺复苏；血小板计数低于100×10⁹/L；妊娠；细菌性心内膜炎；严重肝、肾功能不全；糖尿病出血性视网膜病变；出血性疾病；动脉瘤；左心房血栓；年龄＞75岁。对于大面积肺栓塞，上述绝对禁忌证应视为相对禁忌证，在充分评估利益风险的前提下为抢救患者生命，必要时应果断溶栓治疗。

（3）溶栓治疗的药物及方案

①尿激酶：分离自人尿或培养的人胚肾细胞，可直接将纤溶酶原转变成纤溶酶而发挥溶栓作用。无抗原性，不引起变态反应。用法，负荷量4400U/kg，静脉注射10分钟，随后以2200U/kg持续静脉滴注12小时，或者可考虑2小时溶栓方案，即20 000U/kg持续静脉滴注2小时。

②链激酶：分离自β-溶血性链球菌，可与纤溶酶结合形成激活型复合物，使其他纤溶酶原转变成纤溶酶。用法，负荷量250 000U，静脉滴注30分钟，以100 000U/h持续静脉滴注24小时。应注意链激酶具有抗原性，可引起严重的变态反应，用药前需肌内注射苯海拉明或地塞米松，6个月内不宜重复使用。

③组织型纤溶酶原激活剂（rt-PA）：为基因工程药物，与链激酶、尿激酶无选择性地同时激活血栓中及循环中的纤溶酶原不同，rt-PA只有与血栓中纤维蛋白结合后才能被激活，使血栓局部纤溶酶原转变成纤溶酶，在血栓局部发挥作用，因而溶栓效率更高而全身不良反应微小，无抗原性。用法：50～100mg持续静脉滴注2小时。

3种药物都有确切的溶栓效果，由于链激酶有抗原性，rt-PA价格较昂贵，目前国内应用最多的是尿激酶。但研究发现rt-PA虽同尿激酶的溶栓疗效相当，但能够更快地发挥作用，降低早期病死率，减少血栓在肺动脉内停留时间而造成的肺动脉内皮损伤，以及减少血栓附着在静脉瓣上的时间，即可以降低远期慢性血栓栓塞性肺动脉高压及下肢深静脉瓣功能不全后遗症的发生危险，故推荐首选rt-PA方案。

（4）溶栓时间窗

对有溶栓指征的病例，越早溶栓效果越好。因肺组织有肺动静脉、支气管动脉、肺泡三重机制供氧，不易发生缺氧梗死。溶栓治疗主要目的是尽早溶解血栓疏通血管，降低早期死亡的风险，降低慢性血栓栓塞性肺动脉高压的发生危险。因此，在APTE起病48小时内即开始行溶栓治疗能够取得最大的疗效，但对于那些有症状的 APTE 患者在 6 ~ 14 日行溶栓治疗仍有一定作用。

（5）溶栓治疗的注意事项

①溶栓应尽可能在肺栓塞确诊的前提下进行，但对高度疑诊肺栓塞却因不具备检查条件或因病情危重暂不能进行相关确诊检查的病例，在能较充分地排除其他可能的诊断，并且无显著出血风险的前提下，可在密切观察下行溶栓治疗，以免延误病情。

②溶栓前应常规检查血常规、血型、APTT、肝功能、肾功能、动脉血气、超声心动图、胸部 X 线片及心电图等作为基线资料。

③配血，做好输血准备，以应对可能发生的大出血。

④向家属交代病情，签署知情同意书。

⑤溶栓前宜留置外周静脉套管针，以便溶栓中取血监测，避免反复穿刺血管。

⑥使用尿激酶溶栓期间勿同时使用肝素，rt-PA 溶栓时是否停用肝素无特殊要求，一般也不使用。

⑦溶栓治疗结束后，应每 2 ~ 4 小时测定 1 次血浆凝血活酶时间（PT）或活化部分凝血活酶时间（APTT）。当 APTT 水平低于正常值 2 倍（或 < 80 秒），即应开始肝素治疗。常规使用肝素或低分子量肝素治疗。使用低分子量肝素时，剂量一般按体重给予皮下注射，每日 2 次，且不需监测 APTT。普通肝素多主张静脉滴注，有起效快、停药后作用消失也快的优点，这对拟行溶栓或手术治疗的患者十分重要。普通肝素治疗先予 2000 ~ 5000U 或按 80U/kg 静脉注射，继以 18U/（kg·h）维持。根据 APTT 调整肝素剂量，APTT 的目标范围为基线对照值的 1.5 ~ 2.5 倍。

⑧溶栓结束后 24 小时除观察生命体征外，通常需行核素肺灌注扫描或肺动脉造影或 CT 肺动脉造影等复查，以观察溶栓的疗效。

⑨使用普通肝素或低分子量肝素后，可给予口服抗凝血药，最常用的是华法林。华法林与肝素并用直到 INR 达 2 ~ 3 即可停用肝素。

（6）溶栓治疗的不良反应及处理

最重要的不良反应是出血，平均发生率为 5% ~ 7%，致死性出血最严重的是颅内出血，发生率 1.2%，约 50% 死亡。腹膜后出血较隐匿，主要表现为原因不明的休克，应特别注意检查发现。血管穿刺部位容易形成血肿，穿刺后应充分按压止血。一般小量出血可不予处理，严重出血须立即停药，输冷沉淀（含纤维蛋白原）和（或）新鲜冷冻血浆，并给予氨基己酸、氨甲苯酸、巴曲酶等止血治疗。颅内出血应紧急手术清除积血。除出血外，溶栓药物还可引起发热、变态反应、低血压、恶心呕吐、肌痛、头痛等不良反应，可分别对症处理。

（7）溶栓疗效观察指标

①症状减轻，特别是呼吸困难好转。

②呼吸频率和心率减慢，血压升高，脉压增宽。

③动脉血气分析示 PaO_2 上升，$PaCO_2$ 回升，pH 下降，合并代谢性酸中毒者 pH 上升。

④心电图提示急性右心室扩张表现（如不完全性右束支传导阻滞或完全性右束支传导阻滞、V_1S 波挫折，V_1–V_3S 波挫折粗顿消失等）好转，胸前导联 T 波倒置加深，也可直立或不变。

⑤胸部 X 线平片显示的肺纹理减少或稀疏区变多、肺血流分布小均改善。

⑥超声心动图表现如室间隔左移减轻、右心房右心室内径缩小、右心室运动功能改善、肺动脉收缩压下降、三尖瓣反流减轻等。

⑦ CT 肺动脉造影或导管肺动脉造影显示肺动脉内充盈缺损减少或消失。

5. 手术治疗

（1）肺动脉血栓摘除术：在体外循环下进行，死亡率较高，达 20%～50%，应严格掌握其以下适应证。

①高危肺栓塞，肺动脉主干或主要分支次全栓塞，病情危重，预计短期内死亡风险极大，非手术治疗难于逆转而急需手术解除者。

②有溶栓禁忌证者。

③经溶栓和其他积极的内科治疗无效者。

（2）介入治疗：包括真空吸引去栓术、导管碎栓术、导管碎栓加局部溶栓治疗、机械消栓术等。适用于肺动脉主干或主要分支大面积肺栓塞而有溶栓或抗凝血治疗禁忌，或经积极的内科治疗无效而因各种原因不能手术取栓者。需注意，当血流动力学改善后就应终止治疗，而不是以造影结果为参照标准。有效率约 60%，病死率为 20%。

（3）腔静脉滤器置入术：适用于已证实栓子来源于下肢或盆腔静脉者，可有效防止自该部位脱落的大块血栓再次进入肺动脉。手术简单易行，将滤器经股静脉穿刺口用导管送入下腔静脉肾静脉开口下方位置弹开即可。适应证为下肢近端血栓伴有下列情况之一者：

①抗凝血治疗禁忌或有明显出血并发症。

②拟行导管介入治疗或外科手术取栓（栓子可能脱落并进入肺动脉）。

③大块血栓溶栓治疗前（溶栓产生的血栓碎块可能进入并栓塞肺动脉）。

④经充分抗凝血仍反复发生肺栓塞者。

⑤伴有严重肺动脉高压或肺源性心脏病（一旦发生肺栓塞可能致命）。

对于上腔静脉径路来源的栓子，也可经颈静脉或锁骨下静脉穿刺安置上腔静脉滤器。因滤器只能预防 PTE（肺血栓栓塞症）复发，并不能治疗 DVT，因此需严格掌握适应证，置入滤器后仍需长期抗凝血治疗，防止血栓形成。

6.DVT 的治疗

70%～90% 急性肺栓塞的栓子来源于深静脉尤其是下肢深静脉血栓脱落。为防止深静脉血栓脱落再次栓塞肺动脉，除安置滤器滤过外，应积极发现并治疗深静脉血栓，以达到治本目的。深静脉血栓形成的治疗原则是卧床、抬高患肢、抗凝血、活血化瘀、消炎及使用抗血小板集聚药等。内科治疗无效可行导管介入治疗或行手术取栓。关于深静脉血栓形成的溶栓治疗，因为完全堵塞的静脉血栓较难溶开，到目前为止，疗效并不满意，方法也有待探索和改进。

（二）慢性肺栓塞性肺动脉高压的治疗

慢性栓塞性肺动脉高压多因慢性反复肺栓塞所致，也有部分是由于急性肺栓塞未诊断治疗或治疗疗效不佳引起。起病多缓慢或隐匿，临床表现类似于原发性肺动脉高压，可出现进行性的呼吸困难。双下肢水肿，反复晕厥、胸痛、发绀和低氧血症。右心导管检查静息肺动脉平均压 > 2.7kPa（20mmHg），活动后肺动脉平均压 > 4kPa（30mmHg）。放射性核素肺通气或灌注扫描、CT 血管造影、磁共振血管成像或肺动脉造影等影像学检查发现有肺动脉阻塞，并呈慢性栓塞征象，如肺动脉内呈现偏心分布、有钙化倾向的团块状物，贴近血管壁，肺动脉管径不规则等。心电图及超声心动图显示有右心室肥厚。慢性栓塞性肺动脉高压预后不佳，容易死于肺栓塞复发所致的严重肺动脉高压，故应予重视并给予积极处理。治疗措施包括以下 6 种。

1.肺动脉血栓内膜剥脱术

严重的慢性栓塞性肺动脉高压患者，因陈旧血栓牢固附着难于溶解和清除，如果栓塞部位位于手术可及的肺动脉近端，如主肺、肺叶和肺段动脉处，可考虑行肺动脉血栓内膜剥脱术。注意剥脱术前数日需常规安置下腔静脉滤器。

2. 抗凝血

可以防止肺动脉血栓再形成，促使已形成的部分血栓溶解、再通，抑制肺动脉高压进一步发展。常用华法林，3～5mg/d，根据 INR 调整剂量。保持 INR 处于 2～3 的治疗水平。疗程 6 个月以上，可至数年。

3. 安置下腔静脉滤器

存在反复下肢深静脉血栓脱落者，可安置腔静脉滤器，对脱落血栓进行滤过。

4. 使用血管扩张药

栓塞性肺动脉高压形成除机械堵塞因素外，神经、介质、体液因素也起了部分作用，因而具有部分可逆性。硝苯地平、酚妥拉明、前列腺素 E_1、一氧化氮（吸入）等血管扩张药具有一定的降压效果。

5. 治疗心力衰竭

有右侧心力衰竭患者可给予适度利尿、扩血管、强心治疗。

6. 溶栓和血管成形术

慢性栓塞性肺动脉高压原则上不适宜溶栓和血管成形术，但有报道采用球囊扩张肺动脉成形术和肺动脉支架植入术取得一定效果，值得进一步探索。

（三）其他栓子引起的肺栓塞的治疗

1. 羊水栓塞

常见于分娩过程中，子宫强烈收缩撕破羊膜和胎盘膜，将羊水挤入静脉系统进入肺循环引起。除肺栓塞外，尚易引起过敏性休克和 DIC。病死率 70%～80%，宜尽早使用大剂量速效糖皮质激素。可选用琥珀酸氢化可的松 200～300mg 或甲泼尼龙 80～120mg 静脉注射并静脉滴注维持，6～8 小时 1 次。对 DIC 给予肝素、成分输血及抗纤溶治疗。对肺栓塞无特效治疗，主要在于支持治疗，氧疗，补充血容量，维持血压和缓解肺动脉高压。

2. 脂肪栓塞

长骨骨折、骨盆骨折或创伤后大量脂肪球、脂肪微粒进入静脉引起，病死率高。脂肪栓塞后引起血小板活化，释放活性介质，引起休克、支气管痉挛和消耗性凝血性疾病。典型的临床表现为脂肪栓塞三联症，即呼吸困难、精神错乱和皮肤瘀点。治疗不同于一般的肺栓塞，糖皮质激素具有重要作用，应早用，可给予甲泼尼龙 80～120mg 静脉注射或静脉滴注，6～8 小时 1 次。使用后症状有望在12～72 小时获得改善。禁用肝素，因肝素会激活脂蛋白酯酶，溶解脂肪而增加游离脂肪酸浓度。游离脂肪酸可诱发严重炎症反应，损伤肺泡上皮细胞和血管内皮细胞，累及肺、脑和皮肤黏膜，导致肺水肿、呼吸衰竭和脑功能障碍。

第二节　肺水肿

肺水肿是指由于各种原因引起肺内血管与组织之间液体交换功能紊乱或肺内淋巴引流不畅所导致的液体在肺间质或肺泡腔内过量蓄积的病理状态，可在多种系统疾病的基础上发生。临床表现为突发性呼吸困难、发绀、咳嗽、咳白泡状或血性泡沫痰。两肺有弥漫性湿啰音或哮鸣音，X 线检查见两肺呈蝴蝶形的片状模糊影。肺水肿可以危及生命，但如果能发现并纠正造成肺液体平衡紊乱的原因，则可减少对患者的危害。

一、病因与发病机制

（一）心源性肺水肿

心源性肺水肿系心脏解剖或功能的异常引起的肺水肿，充血性心力衰竭是最常见的病因。可有冠状动脉粥样硬化性心脏病，心肌梗死、风湿性心脏病、主动脉瓣病变、先天性心血管畸形、左心房黏液瘤、左心房血栓、心脏压塞、左心房转移性肿瘤，非肥厚型非扩张型心肌病及心动过速等。由于左心室排血量绝对或相对不足，或左心房排血受阻，使左心每搏量低于右心，左心房压增高，肺循环淤血，肺毛细血管静水压增高使得液体滤过量超过了淋巴系统的清除能力。

（二）非心源性肺水肿

非心源性肺水肿是除严重心血管疾病以外的其他多种病因引起的以呼吸困难、咳嗽、严重低氧血症为临床表现的急症，由于肺血管内皮屏障对液体和蛋白质的通透性增加所致的肺水肿。其导致的临床综合征通常称为急性肺损伤或急性呼吸窘迫综合征。其中最常见的原因为肺炎、败血症、吸入胃内容物和重大创伤。肺损伤可经气道和血流发生，其确切的发病机制目前尚不明确。肺损伤后所致的炎症反应也很复杂，其特点是急性反应性细胞因子与其天然抑制剂、氧化剂、蛋白酶、抗蛋白酶、脂质介质、生长因子及与修复过程有关的胶原前体等物质共同参与。表现为肺毛细血管通透性增加，血浆胶体渗透压降低，组织间隙负压增加。

1. 高原肺水肿

高原肺水肿是指在高海拔地区发生的肺水肿，一般发生在海拔 > 3000m 的地区。其机制可能是由于随着海拔的升高，吸入氧分压下降，易患个体发生了缺氧性血管收缩，而缺氧引起的肺动脉收缩强度不均一，局部区域小动脉严重痉挛，血流量减少并流向其他区域，使其他部位肺血流量增加，表现为超灌注，毛细血管内压增加，出现非炎性漏出。

2. 神经源性肺水肿

神经源性肺水肿是指在无原发性心、肺和肾等疾病的情况下，由颅脑损伤或中枢神经系统其他疾病引起的急性肺水肿，是一种进行性脑血管意外引起的肺部应激性损伤，多见于严重的脑出血患者。其发生机制现认为是位于背侧丘脑下部的水肿中枢因创伤、颅内高压、炎症或缺氧而受损害，中枢的抑制作用被解除，导致肾上腺交感神经放电的增加，肺毛细血管压力升高和通透性增加，发生肺水肿。

3. 复张性肺水肿

复张性肺水肿是指由于胸腔穿刺排气或抽液速度过快、量过多时，胸腔内负压骤然增加所致的肺水肿。其机制一方面由于骤然加大的胸腔负压使得微血管周围的静水压迅速下降，导致滤过压力的增加。另一方面，肺长期受压后缺氧，内皮细胞受损，肺泡毛细血管通透性增高；加之肺泡表面活性物质减少，肺表面张力增加，肺毛细血管周围形成负压，液体易从毛细血管漏出，导致肺水肿的形成。

4.与误吸相关的肺水肿

与误吸相关的肺水肿系吸入胃酸、淡水或海水所致的肺水肿。

（1）胃内容物误吸：胃酸可引起气道上皮化学性烧伤，气道水肿，支气管收缩，气道闭合伴肺不张。吸入量大时炎症反应严重，累及远端气道及肺泡。

（2）淡水淹溺：低渗性液体迅速通过肺泡毛细血管进入血循环，造成血容量突然增加，血浆胶体渗透压降低；若心肌功能不全，左心室不能负担血容量增加所造成的后负荷时，可诱发肺水肿。

（3）海水淹溺：大量高渗性的液体进入肺部后，可使大量水分从血循环进入肺泡，引起肺水肿。液体中的 Na^+、Ca^{2+}、Mg^{2+} 离子进入血流，可致心室颤动而死亡。

5.药物性肺水肿

药物性肺水肿包括药物变应性肺水肿和药物过量肺水肿。

（1）药物变应性肺水肿：多由青霉素、链霉素、磺胺类、鱼精蛋白、抗肿瘤药物、胺碘酮、噻嗪类等引起。

（2）药物过量肺水肿：多由解热镇痛药、镇静催眠药、麻醉药、平喘药、链激酶、二醋吗啡、美沙酮、碘类造影剂等引起。

6.中毒性肺水肿

刺激性气体、尿毒症毒素、有机磷杀虫药、毒蛇咬伤、百草枯等中毒均可引起肺水肿。临床以有机磷中毒最为常见，其中毒发生机制为抑制体内乙酰胆碱酯酶的活性，导致乙酰胆碱蓄积，致使胆碱能神经开始过度兴奋，后转为抑制和衰竭，从而临床上出现相应的中毒症状。表现为毒蕈碱样症状主要为副交感神经兴奋所致的平滑肌痉挛和腺体分泌增加，呼吸道分泌物增多，严重者出现肺水肿。

二、诊断

（一）临床表现

除有各基础疾病的症状及体征时；典型的肺水肿临床表现可分为 5 期。

1.肺充血期

胸闷、心悸、失眠、烦躁不安、血压升高、劳力性呼吸困难等。

2.间质性肺水肿期

夜间阵发性呼吸困难、端坐呼吸、咳嗽、呼吸急促、心动过速（心率加快）、肺部听诊可闻及哮鸣音，可有轻度发绀或动脉血氧分压下降。

3.肺泡水肿期

症状加重，迅速出现严重呼吸困难，咳嗽剧烈，咳大量粉红色泡沫痰，皮肤苍白，全身出汗，发绀明显，两下肺甚至全肺湿啰音。血气分析有明显的低氧血症、低碳酸血症和（或）代谢性酸中毒。

4.休克期

由于严重缺氧、大量液体外渗引起血容量减少及心收缩力减弱而发生心源性休克。表现为神志改变、血压下降、皮肤湿冷等，血气分析显示严重低氧，代谢性酸中毒。

5.终末期

病情进一步恶化，出现循环衰竭及多脏器功能衰竭，患者死亡。

（二）辅助检查

1.胸部 X 线检查

价廉、无创、易得、可重复，对急性肺水肿的临床诊断十分重要，为临床上最常用的评价肺水肿的方法。可以观察中度以上肺水肿及范围，且可监控病理的进展，并随基础疾病的不同及病理分期不一表现多样。其缺点为敏感度差，故在疾病早期可正常，且读片带有一定程度的主观性，加之如肺充气程度不同，可致诊断困难或误诊。

（1）间质性肺水肿

①肺血重新分布：上肺显示的血管阴影增粗、增多，下肺野血管阴影变细，与正常比呈上下逆转现象。

②支气管周围袖口症：由于间质性肺水肿时，支气管周围结缔组织内有液体存积，致支气管壁形成的环形阴影增厚，边缘模糊，且多位于外周部，管腔无狭窄。

③肺纹理及肺门血管增粗、模糊：由于肺血管周围结缔组织内液体存积所致。

④肺野透光度降低：因肺间质内液广泛分布于支气管，血管周围，小叶间隔及小叶内支气管血管周围和肺泡间隔而致。

⑤间隔线：肺水肿时，小叶间隔的结缔组织及淋巴管内有较多的液体，使

其增厚，故而在 X 线上可见边缘清楚，锐利的细线形阴影，厚 1～2mm，长约 2cm，与胸膜垂直。Kerley B 线是间质性肺水肿最重要的 X 线征象。在胸部 X 线正位片上多在肋膈角处胸膜下显示最清楚，而侧位片上则表现为与胸骨下及膈胸膜垂直的线形阴影。有时也可见自肺上野弧形斜向肺门的 Kerley A 线。

⑥胸膜反应：少量胸腔积液或胸膜增厚。

（2）肺泡型水肿

为间质性肺水肿继续发展的结果，胸部 X 线片上往往两者同时并存。肺泡性肺水肿肺野实变影最典型的改变是阴影密度由肺门向外逐渐变淡，呈"蝶翼征"，而且动态摄片检查肺部阴影变化快，形成"此消彼长"的景观，但肺部阴影均出现在近肺门的中心肺野内。表现为肺泡实变阴影，包括腺泡结节、斑片状及大片融合边缘模糊的阴影，弥漫分布或局限于一侧或一叶。

2. 胸部 CT

早期即能显现异常征象，甚至可区分肺充血和肺间质水肿。

（1）间质性肺水肿：小叶间隔增厚、边缘光滑，支气管血管未增粗、光滑；肺内有磨玻璃样密度影，可两肺弥漫分布或为小叶中心性分布。

（2）肺泡性肺水肿：肺透光度下降，CT 值普遍增高，两肺有斑片状或弥漫性磨玻璃样密度病变，若病情进展则形成肺实变影，小叶间隔增厚少见。

3. 动脉血气分析

PaO_2、$PaCO_2$ 和 pH 等也是反映肺水肿患者整体肺功能的指标，但其对诊断早期肺水肿并不敏感。因血管内压力的增加可使得血液更多地被分配到通气功能较好的肺组织中去，所以，PaO_2 早期可不出现降低，甚至在部分高压性肺水肿患者中，早期可出现 PaO_2 增高的情况。

4. B 型钠尿肽（BNP）放射性指示剂稀释法

通过静脉注射两种不同的指示剂，一种可通透到血管外液（如氚水、^{113m}In 标记的运铁蛋白），可用以计算含水量；另一种是不能透到血管外指示剂（如 ^{99m}Tc 标记的红细胞）可用来计算血管内液量，但其计算出的含水量仅为直接称重的 2/3，不能用于间质性肺水肿的早期诊断。

5. 热传导稀释法（又称双指示剂法）

把 Swan-Ganz 导管插到肺动脉，注射热或冷却盐水和靛氰绿指示剂，经肺动脉到达主动脉根部，然后经主动脉导管采取血样，以心排血量乘以染料和热传导时间的平均差，可计算血管外肺含水量，该法准确性高，变异率小，但因创伤较大，一般只限于重症监护室用。可将血管外肺水低估39%，为灌注依赖性，多用于研究领域，常用于比较相似病因造成的肺损伤的血管外肺水肿。

6. 血浆胶体渗透压—肺毛细管楔压差值测定

正常情况下，两者差值约为1.53kPa（约10mmHg）。当差值＜0.53kPa（4mmHg）时多提示有肺水肿，有助于肺水肿的早期诊断。

7. 肺扫描

以 ^{99m}Tc- 人血球蛋白微囊或 ^{131}mIn 运铁蛋白静脉注射进行灌注肺扫描，由于肺血管通透性增高，使标记蛋白向血管外扩散而进入肺间质，故在胸壁外测定 γ 射线强度，就可有效地测定跨血管蛋白通过量。

8. 正电子发射层描技术（PET）

PET 是一种影像学技术，通过给患者用放射药理活性药之后，摄取一系列二维影像，再对其进行处理，获取某一特定生命活动的三维图像分析，从而对不同的器官进行生理分析。它可测量整体及局部的肺水积聚量。第一步先将两种同位素序贯给入，一般是用 $^{15}O_2$ 标记的 H_2O 静脉注射，数分钟后当与体液达到平衡之后，摄胸片可反映整体肺水的量。第二步静脉注射一种能留置于血管内的同位素示踪剂，如标记的血浆蛋白，再重复胸片，可反映血管内容积。将第二步的影像密度从第一步的影像密度中减影，即可确定肺水肿的严重程度及其分布。其结果会低估10%~15%，但已与重力计法所测结果非常吻合，能探测到1mL肺水的增加，故其有很高的敏感性，但其价格昂贵，且需将患者移至检查室。

9. 磁共振成像（MRI）

MRI 是利用不同组织质子密度的不同构建极其精确的解剖影像，优点为非侵袭性，非灌注依赖性，且患者无须暴露于放射线中，但肺磁共振成像的最大缺点是肺实质信号强度过低，加之呼吸运动会产生伪影。

10. 肺血管通透性的评价

对肺血管通透性的研究能提供更多的信息，并帮助了解肺水肿的病因，若连续监测，则可为肺损伤的演进提供一个衡量尺度。临床上可将通过纤维支气管镜或盲插吸引导管取得的小气道水肿液的蛋白浓度与血浆的蛋白浓度相比较，如果水肿液蛋白浓度与血浆蛋白浓度之比＞0.75，水肿即由血管通透性增加引起，若＜0.65 则由毛细血管内静水压增加引起，若介于两者之间则为混合性或结果为假象，可作为判断疾病严重程度和预后的指标。

三、治疗

根据发病机制及基础疾病给予相应的治疗。

（一）症状治疗

1. 纠正缺氧

肺水肿时由于换气功能障碍，多有严重缺氧，且缺氧又可加重肺水肿，故氧疗是治疗中的关键，对重症患者尤为重要，应使 PaO_2 提高到 6.7kPa（50mmHg）以上。可以鼻导管、鼻塞或面罩给氧，氧浓度 < 50%，若一般给氧后动脉血气仍提示低氧者，应立即间歇正压通气（IPPV），若缺氧仍无改善，则需加用呼气末正压（PEEP）以防止小气道及肺泡萎陷或使肺泡重建，减少肺内分流量；有利于肺泡内的液体回流，促进水肿液的吸收；有利于肺泡表面活性物质的合成；可使功能残气量增大，肺顺应性增加，肺泡通气改善。PEEP 可从 3 ~ 5cmH_2O（0.3 ~ 0.5kPa）开始，从小至大逐步增加，每次调整 2 ~ 5cmH_2O（0.2 ~ 0.5kPa），同时随访血气变化，并据此行相应调节，一般不超过 18cmH_2O（1.8kPa），待病情好转后，渐减 PEEP，每小时不超过 3 ~ 5cmH_2O（0.3 ~ 0.5kPa），保持动脉血氧分压在 8 ~ 9.9kPa，应注意过高的 PEEP 可使心室舒张受阻、静脉回心血量减少，血压下降，促发循环衰竭，故应行血压及生命体征监测。

2. 消除肺内水肿液

重症肺水肿患者支气管肺泡内有大量液体，受气流冲击可形成大量泡沫而影响气体交换，使缺氧更为严重，故消除肺内水肿液清除泡沫十分重要。

（1）消泡剂：鼻导管或鼻塞给氧时可在湿化瓶内加入 75% ~ 95% 乙醇（毒性气体吸入性肺水肿禁用），面罩给氧时以 20% ~ 30% 乙醇雾化吸入。近来有用消泡净（二甲基硅油）或 1% 硅酮雾化吸入，15 ~ 30 分钟明显起效，有效率达 90% 以上。

（2）利尿药：可迅速减少血流量，降低肺动静脉压和左心室充盈压，从而缓解肺水肿。对已有血容量不足者，因利尿药的应用会使血容量进一步下降并影响心排血量，故不宜使用，而因毛细血管通透性增加所致的非心源性肺水肿，大剂量利尿药可致毛细血管损伤加重，故也不宜应用。常用快速强利尿药，呋塞米

40 ~ 80mg 或依他尼酸钠 50 ~ 100mg，静脉注射。

（3）血管扩张药：治疗肺水肿的血管扩张药多为 α 受体阻滞药，可阻断儿茶酚胺、组胺、5- 羟色胺等血管活性物质对血管的收缩作用，解除肺部及外周小动静脉痉挛，降低周围循环阻力，减轻心脏前后负荷，同时增加冠状动脉灌注量，降低心肌耗氧量，改善左心室功能，增加心排血量，使肺循环内血液转向体循环，降低肺毛细血管压，减轻肺水肿。

①硝酸甘油：0.3 ~ 0.6mg，舌下含化；或以 10μg/min 开始泵入，渐增至 50μg/min。

②酚妥拉明：先 10 ~ 20mg 生理盐水稀释后静脉推注，后再以 0.1 ~ 0.3μg/min 速度泵入。

③硝普钠：对小动静脉均有同等强度的平衡扩张作用，作用快而强，用后立即发挥作用，且毒性小，以 50mg 加入 500mL 液体，由 15μg/min 开始，根据疗效与血压变化情况，每隔 3 ~ 5 分钟增加速率 1 次，最后以 20 ~ 60μg/min 平均 40μg/min 的速度滴入。

④硝苯地平：是一种钙通道阻滞药，可使平滑肌兴奋收缩脱偶联，对肺血管和支气管平滑肌有直接的松弛作用。以 10mg 舌下含化，每日 2 次。其治疗肺水肿，尤其是高原性肺水肿见效快、疗效好、不良反应轻。

3. 降低毛细血管通透性

（1）糖皮质激素：可提高细胞对缺氧的耐受性，稳定溶酶体膜，降低毛细血管通透性，减轻支气管痉挛，增加肺泡表面活性物质的合成等。主张早期、短程、大剂量应用。常用氢化可的松 200 ~ 400mg/d，地塞米松 20 ~ 40mg/d 或甲泼尼龙 20mg /（kg·d），连续 2 ~ 3 日。

（2）莨菪类药物：能对抗儿茶酚胺引起的血管痉挛，对抗乙酰胆碱分泌亢进造成的血管扩张，可解除支气管痉挛及减少呼吸道分泌物的生成。改善微循环，降低毛细血管通透性等。东莨菪碱 0.3 ~ 0.9mg 或山莨菪碱 10 ~ 40mg 静脉注射，据病情可每隔 5 ~ 30 分钟重复 1 次，肺水肿早期用疗效较好。

（3）乌司他丁：乌司他丁是从人尿提取精制的糖蛋白，属蛋白酶抑制药。因其具有稳定溶酶体膜、抑制溶酶体酶的释放等作用，故而可用于包括肺水肿所致的肺循环或体循环衰竭的患者。近来有研究证实其能有效地降低 IL-8 与 TNF-α 的释放，减轻肺水肿，对肺组织的急性损伤起一定的保护作用，但其具体临床疗效尚需进一步验证。

4. 增强心肌收缩力

适用于各种急性肺水肿，但对心源性肺水肿（非心肌梗死所致）最适宜，尤其是室上性心动过速（快速心房颤动或心房扑动）诱发的肺水肿。一般选用速效洋地黄制剂。

（1）毒毛花苷 K：0.25mg 溶于葡萄糖液内缓慢静脉注射。

（2）毛花苷 C：0.4 ~ 0.8mg 以葡萄糖液稀释后静脉缓注。

（3）多巴胺：以 2 ~ 5μg /（kg · min）泵入。

（4）多巴酚丁胺：20 ~ 40μg 加入 100 ~ 200mL 液体缓慢静脉滴注。

后两者均为非强心苷类正性肌力药物。

5. 吗啡制剂

有镇静、镇痛作用。可减少人体耗氧；降低周围血管张力，扩张血管，减轻心脏的前、后负荷；降低呼吸频率和深度，降低呼吸肌的氧耗；直接松弛支气管平滑肌，改善通气；间接增加心肌收缩力和心排血量。故吗啡被认为是治疗急性肺水肿，尤其是心源性肺水肿最有效的药物之一。但因其有呼吸抑制的不良反应，故对昏迷、休克、呼吸有抑制及肺部感染患者，尤其是有慢性阻塞性肺疾病的肺水肿患者应禁用；对神经源性肺水肿也应慎用。一般从小剂量开始，5 ~ 20mg，皮下注射、肌内注射或静脉缓慢注射。

6. 减少肺循环血量

患者可采用坐位，也可使用加压止血带减少四肢血液回流，减少肺血容量，进而降低肺动脉灌注压力。但使用时需注意，膨胀袖带的压力应小于收缩压，每次绑 3 个肢体，每 15 分钟轮换 1 次，且任何一个肢体血流阻断的时间不得超过 45 分钟。

7. 其他治疗

（1）限制输入液量：也应注意输液速度，若量太大，速度快又可诱发或使原有肺水肿加重。

（2）纠正酸碱失衡：随访血气分析及电解质，如有紊乱则及时纠正。

（3）防治弥散性血管内凝血（DIC）。

（二）治疗原发病或病因治疗

它是肺水肿的根本治疗，如对感染者使用强有力的抗菌药物；尿毒症者应行透析治疗；颅脑损伤所致神经源性肺水肿需在处理颅脑损伤、降低颅压的基础上，保持气道通畅，建立人工气道并勤吸痰并积极处理肺水肿；对妊娠合并肺水肿则要积极治疗妊娠高血压，应用扩血管药物，待病情改善，胎儿能够存活，则应尽早终止妊娠；中毒性肺水肿则应脱离中毒环境，清除毒物，并用相应的解毒药等处理。

（三）非心源性肺水肿的治疗

包括积极对症治疗、迅速纠正缺氧及尽快控制原发病，其关键在于降低肺毛细血管的通透性，减少渗出。毛花苷 C 及利尿药常常无效，多数情况需要呼吸支持治疗。氧疗是治疗肺水肿的基础。若经鼻导管和面罩给氧效果不满意时，要不失时机地使用呼吸机给予间歇正压通气或呼气末正压通气。二醋吗啡肺水肿的治疗，应早期、足量使用纳洛酮，拮抗 β - 内啡肽的影响，从而迅速逆转二醋吗啡中毒所致的呼吸中枢抑制作用，促进苏醒，使血压回升。同时使用大剂量东莨菪碱能明显抑制肾上腺素及组胺所致的肺小血管收缩，解除肺血管痉挛，改善肺微循环；降低血黏度，改善微循环，减少微血管渗漏，保护细胞，从而减轻肺微血管内皮细胞及肺泡上皮细胞的损害，防止急性肺损伤的发生和发展。

第三节　慢性肺源性心脏病

慢性肺源性心脏病是由慢性支气管肺疾病、胸廓疾病或肺血管疾病引起肺循环阻力增加、肺动脉高压，进而引起右心室肥厚、扩大，甚至发生右侧心力衰竭的心脏病。由先天性心脏病和左心疾病引起的右心室肥厚、扩大或右侧心力衰竭不属于肺源性心脏病。本节主要论述继发于慢性支气管肺疾病（特别是 COPD）的慢性肺源性心脏病。

本病是我国的常见病、多发病，根据 20 世纪 70 年代全国各省、自治区、直辖市 40 岁以上 5 254 822 人群的抽样调查表明，本病的患病率为 0.46%。1992年在北京、湖北、辽宁农村抽样调查 102 230 人，慢性肺源性心脏病患病率为

0.44%，占 ≥ 15 岁人群的 0.67%。一般特征为寒冷地区较温暖地区患病率为高；高原地区较平原地区患病率为高；农村较城市患病率为高；吸烟者较不吸烟者患病率为高。患者年龄多在 40 岁以上，患病率随着年龄增长而增高。急性发作以冬、春季多见，急性呼吸道感染常为急性发作的诱因。

一、病因与发病机制

（一）病因

按原发病变发生部位一般可分为 4 大类。

1.慢性支气管、肺疾病

该病最常见。我国慢性肺源性心脏病中继发于 COPD 者约占 80% 以上，其他如支气管哮喘、重症肺结核、支气管扩张、间质性肺疾病等晚期也可继发慢性肺源性心脏病。

2.严重的胸廓畸形

如严重的脊椎后侧凸，脊椎结核，类风湿性脊柱炎，广泛胸膜增厚粘连和胸廓成形术后造成的严重的胸廓或脊柱畸形等，可引起胸廓运动受限、肺组织受压、支气管扭曲或变形，气道引流不畅，或引起肺纤维化、肺不张、肺气肿等，最终引起慢性肺源性心脏病。

3.肺血管疾病

原发性肺动脉高压、广泛或反复发作的多发性肺小动脉栓塞和肺小动脉炎以及原发性肺动脉血栓形成等，均可引起肺血管阻力增加、肺动脉高压和右心室负荷加重，最终发展成肺源性心脏病。

4.其他

神经肌肉疾病如脊髓灰质炎、肌营养不良和肥胖通气不良综合征等，可导致肺泡通气不足，引起缺氧，使肺血管收缩、肺血管阻力增加，形成肺动脉高压，最终发展成肺源性心脏病。近年发现，睡眠呼吸暂停综合征也是引起慢性肺源性心脏病的重要原因。

（二）发病机制

多种支气管肺组织和胸廓疾病导致肺源性心脏病的发病机制虽然不完全相

同，但共同点是这些疾病均可造成患者呼吸系统功能和结构的明显改变，发生反复的气道感染和低氧血症，导致一系列体液因子和肺血管的变化，使肺血管阻力增加，肺动脉血管构型重建，产生肺动脉高压。肺动脉高压使右心室负荷加重，再加上其他因素共同作用，最终引起右心室扩大、肥大，甚至发生右侧心力衰竭。

1. 肺动脉高压

肺动脉高压（PH）指肺动脉压升高，静息状态下肺动脉平均压 > 3.3kPa（25mmHg），运动状态下 > 4.0kPa（30mmHg）。目前多将肺动脉高压分为 5 类：①动脉型肺动脉高压，如特发性肺动脉高压和家族性肺动脉高压；②左心疾病相关肺动脉高压，由主要累及左心房和左心室的心脏疾病、二尖瓣及主动脉瓣疾病所致；③呼吸系统疾病和（或）缺氧相关的肺动脉高压，包括 COPD、间质性肺病、睡眠呼吸障碍等；④慢性血栓和（或）栓塞性疾病所引起的肺动脉高压；⑤其他疾病所致肺动脉高压，如结节病和组织细胞增多症等。

由 COPD 等慢性呼吸系统疾病所致的肺动脉高压，其主要发病机制包括以下3 点：

（1）肺血管功能性改变

COPD 和其他慢性呼吸系统疾病发展到一定阶段，可以出现肺泡低氧和动脉血低氧血症。肺泡气氧分压（PaO_2）下降可引起局部肺血管收缩和支气管舒张，以利于调整通气 / 血流比例，并保证肺静脉血的氧合作用，这是机体的一种正常保护性反应。但长期缺氧引起肺血管持续收缩，即可导致肺血管病理性改变，产生肺动脉高压。这是目前研究最为广泛而深入的机制，主要可概括为以下几个方面。

①体液因素：正常时，肺循环是一个低阻、低压系统，低度的肺动脉张力是由多种收缩血管物质和舒张血管物质共同维持的。缺氧可以使肺组织中多种生物活性物质的含量发生变化，其中包括具有收缩血管作用物质，如内皮素、组胺、5- 羟色胺（5-HT）、血管紧张素 Ⅱ（AT- Ⅱ）、白三烯、血栓素（TXA_2）、前列腺素 F_2（PGF_2），也包括具有舒张血管作用的物质，如一氧化氮、前列环素 I_2（PGI_2）及前列腺素 E_1（PGE_1）等。肺血管对低氧的收缩反应是上述多种物质共同变化的结果。缺氧使收缩血管物质与舒张血管物质之间正常的比例发生改变，收缩血管物质的作用占优势，从而导致肺血管收缩。

②神经因素：缺氧和高碳酸血症可刺激颈动脉窦和主动脉体化学感受器，反射性地引起交感神经兴奋，儿茶酚胺分泌增加，使肺动脉收缩。缺氧后存在肺血管肾上腺素能受体失衡，使肺血管的收缩占优势，也有助于肺动脉高压的形成。

③缺氧对肺血管的直接作用：缺氧可直接使肺血管平滑肌膜对 Ca^{2+} 的通透性增高，使 Ca^{2+} 内流增加，肌肉兴奋 – 收缩偶联效应增强，引起肺血管收缩。

（2）肺血管器质性改变

慢性缺氧除了可以引起肺动脉收缩外，还可以导致肺血管构型重建，其具体机制尚不清楚，可能涉及肺内、外多种生长因子表达的改变及由此产生的一系列生物学变化，如血小板衍生生长因子、胰岛素样生长因子、表皮生长因子等。其他各种伴随慢性胸肺疾病而产生的肺血管病理学改变也都可以参与肺动脉高压的发病。

（3）血液黏稠度增加和血容量增多

COPD 严重者可出现长期慢性缺氧，促红细胞生长素分泌增加，导致继发性红细胞生成增多，血液黏滞性增高，使肺血流阻力增高。缺氧可使醛固酮增加，使水、钠潴留；缺氧使肾小动脉收缩，肾血流减少也加重水、钠潴留，血容量增多。COPD 患者还存在肺毛细血管床面积减少和肺血管顺应性下降等因素，血管容积的代偿性扩大明显受限，因而肺血流量增加时，可引起肺动脉高压。

2. 右心功能的改变

慢性胸肺疾病影响右心功能的机制主要为肺动脉高压引起右心后负荷增加，右室后负荷增加后，右心室壁张力增加，心肌耗氧量增加；此外，右心冠状动脉阻力增加，右心室心肌血流减少，心肌供氧量减少；还有，低氧血症和呼吸道反复感染时的细菌毒素对心肌可以产生直接损害这些因素长期作用，最终造成右心室肥大、扩大。当呼吸道发生感染、缺氧加重或其他原因使肺动脉压进一步增高而超过右心室所能负担者时，右心室排出血量就不完全，收缩末期存留的残余血液过多，使右心室舒张末期压增高，右心室扩张加重，最后导致右侧心力衰竭。

3. 其他重要器官的损害

各种慢性肺胸疾病所导致的缺氧、高碳酸血症和酸碱平衡紊乱除影响心脏外，尚可使其他重要器官如脑、肝、肾、胃肠及内分泌系统、血液系统等发生病变，引起多个器官的功能损害。

二、诊断与鉴别诊断

根据患者有严重 COPD 或其他胸肺疾病史，并有 $P_2 > A_2$、剑突下心音增强、颈静脉怒张、肝大及压痛、肝颈静脉反流征阳性、下肢水肿及体静脉压升高等肺动脉高压、右心室增大或右心功能不全的表现，结合心电图、胸部 X 线、超声心动图、心电向量图有肺动脉高压和右心室肥大、扩大的征象，可以做出诊断。

（一）临床表现

本病发展缓慢，临床上除原有肺、胸疾病的各种症状和体征外，主要是逐步出现的肺、心功能不全以及其他器官受损的征象，往往表现为急性发作期与缓解期交替出现，肺、心功能不全也随之进一步恶化，急性发作次数愈多，肺、心功能损害也愈重。下面按其功能代偿期与失代偿期分别加以阐述。

1.肺、心功能代偿期

（1）症状

表现肺、胸基础疾病的症状，如 COPD 患者可有咳嗽、咳痰、气促，活动后可有心悸、呼吸困难、乏力和劳动耐力下降。急性感染可使上述症状加重。

（2）体征

除可见肺、胸疾病的体征外，尚可见肺动脉高压和右心室扩大的体征，如 $P_2 > A_2$，三尖瓣区出现收缩期杂音，剑突下心脏搏动增强。部分患者因肺气肿使胸腔内压升高，阻碍腔静脉回流，可有颈静脉充盈，呼气期尤为明显，吸气期充盈减轻；此期肝下界下移是由膈肌下降所致，不要误认为是右侧心力衰竭的表现。

2.肺、心功能失代偿期

（1）呼吸衰竭

①症状：呼吸困难加重，夜间为甚，常有头痛、失眠、食欲下降，但白日嗜睡，甚至出现表情淡漠、神志恍惚、谵妄等肺性脑病的表现。

②体征：明显发绀，球结膜充血、水肿，严重时可有视网膜血管扩张、视盘水肿等颅内压升高的表现。腱反射减弱或消失，出现病理反射。因高碳酸血症可出现周围血管扩张的表现，如皮肤潮红、多汗。

（2）右侧心力衰竭

①症状：除肺、胸疾病的症状更明显外，尚可见心悸、食欲下降、腹胀、恶

心等右侧心力衰竭的表现。

②体征：发绀更明显、颈静脉怒张、心率增快，可出现心律失常，剑突下可闻及收缩期杂音，甚至出现舒张期杂音。肝大且有压痛，肝颈静脉回流征阳性，下肢水肿，重者可有腹水。

（二）实验室和辅助检查

1.X 线检查

除有肺、胸基础疾病及急性肺部感染的特征外，尚有肺动脉高压和右心增大征象，包括右下肺动脉干增宽，肺动脉段凸出，心尖圆隆、上翘等。

2. 心电图检查

心电图对肺源性心脏病诊断的阳性率为 60.1%~88.2%。典型慢性肺源性心脏病的心电图可见电轴右偏，顺钟向转位，肺型 P 波，胸前 V_1 导联上 QRS 波群呈 qR，胸前 V_5 导联 R/S < 1，$RV_1 + SV_5 > 1.05mV$。

3. 超声心动图检查

诊断符合率为 60.6%~87%，较心电图和 X 线检查的敏感性高。典型表现为出现肺动脉高压征象，右心房增大，右心室肥大、增大。

4. 心向量图检查

阳性率可达 80%~95%，较心电图敏感，主要表现为右心增大图形。

5. 动脉血气分析

用以判断有无缺氧、CO_2 潴留和酸碱平衡紊乱及其严重程度，对于指导肺源性心脏病急性发作期的治疗具有重要意义。

6. 血液检查

血液流变学检查可了解红细胞变形性等变化；凝血功能检查有助于了解有无血液高凝状态；血电解质测定可了解电解质紊乱；血常规检查可见红细胞、血红蛋白升高，合并感染时，白细胞总数升高，中性粒细胞升高。

（三）鉴别诊断

肺源性心脏病应与以下疾病进行鉴别。

1. 冠状动脉粥样硬化性心脏病（冠心病）

冠心病患者可发生全心衰竭，并出现肝大、下肢水肿及发绀，这些表现均与肺源性心脏病相似，且肺源性心脏病患者心电图 $V_1 \sim V_3$ 可呈 QS 型，酷似心肌梗死的心电图改变，故两者易于混淆。但冠心病患者多有心绞痛或心肌梗死病史，心脏增大主要为左心室大，心尖区可闻及收缩期杂音。X 线检查显示心左缘向左下扩大。心电图显示缺血型 ST-T 图形，或出现异常 Q 波。冠心病出现心律失常者多为持久性；而肺源性心脏病患者出现的心律失常多为短期性，随着呼吸衰竭和右侧心力衰竭的好转，心律失常可以好转或消失，有助于两者之鉴别。值得注意的是，由于肺源性心脏病和冠心病都多发于老年人，两者伴发存在于同一患者临床并非少见，使诊断和鉴别诊断十分困难。应详细询问病史，认真进行体格检查，结合有关的心、肺功能检查，加以鉴别。

2. 原发性心肌病

原发性心肌病右侧心力衰竭引起肝大、肝颈静脉反流征阳性、下肢水肿和腹水，与肺源性心脏病相似。尤其是伴有呼吸道感染者，可出现咳嗽、咳痰、肺部啰音、明显的呼吸困难及发绀，容易误诊为肺源性心脏病。但原发性心肌病多见于中青年，无明显慢性呼吸道疾病史，无明显肺气肿体征，无突出的肺动脉高压征，心电图无明显顺时针向转位及电轴右偏，而以心肌广泛损害多见。心脏大多呈普遍性增大。超声心动图检查可见各心室腔明显增大，室间隔和左心室后壁运动幅度降低，可资鉴别。

3. 风湿性心脏病

慢性肺源性心脏病时右心室肥大，心脏呈顺时针向转位，三尖瓣左移，可出现由三尖瓣相对狭窄和相对性关闭不全引起的舒张中期杂音和（或）收缩期杂音，有时可酷似风湿性二尖瓣狭窄并关闭不全时的双期杂音，仅凭心脏听诊进行鉴别较为困难。但风湿性心脏病多见于青少年，有风湿活动史，X 线表现为左心房扩大为主。其他瓣膜如主动脉瓣常有病变。而慢性肺源性心脏病好发于 40 岁以上患者，常有慢性肺、胸疾病史和右心室肥大体征，X 线检查左心房不大。心电图在 II、III、aVF 导联上常出现肺型 P 波。心脏彩超检查可明确诊断。

4. 发绀型先天性心脏病

这类患者常有右心增大、肺动脉高压及发绀等表现，有时可与慢性肺源性心脏病相混淆。先天性心脏病患者多于儿童和青年时发病，但也有少数到老年时才出现比较明显的临床表现；体检无肺气肿体征；心脏听诊可闻及特征性杂音。对诊断有疑问者应行心脏彩超检查，对个别鉴别诊断特别困难者可行心导管及心脏造影检查。

三、治疗

（一）肺、心功能代偿期

采用中西医结合的综合措施，增强患者的免疫功能，延缓肺、胸基础疾病的进展，去除急性发作的诱发因素，减少或避免急性加重期的发生，希望使肺、心功能得到部分恢复。

（二）肺、心功能失代偿期

治疗原则为积极控制感染，通畅气道，改善呼吸功能，纠正缺氧与二氧化碳潴留，控制呼吸衰竭和心力衰竭，处理并发症。

1. 呼吸衰竭的治疗

参考痰细菌培养及药物敏感试验，选择有效的抗生素，控制支气管、肺部感染；在没有细菌学培养结果前，可先进行经验性治疗。使用支气管舒张药和祛痰药，吸痰、通畅呼吸道。合理给氧以纠正缺氧，积极纠正二氧化碳潴留。纠正酸碱失衡及电解质紊乱。

2. 右侧心力衰竭的治疗

对慢性肺源性心脏病出现右侧心力衰竭的患者，一般经过氧疗、控制呼吸道感染、改善呼吸功能、纠正低氧和解除二氧化碳潴留后，心力衰竭症状可减轻或消失，患者尿量增多，水肿消退，增大的肝缩小、压痛消失，不需常规使用利尿药和强心药。病情较重者或上述治疗无效者，可酌情选用利尿药和强心药。

（1）利尿药：通过抑制肾钠、水重吸收而增加尿量，消除水肿，减少循环血容量，减轻右心前负荷，纠正右侧心力衰竭。但是利尿药使用过多、利尿过猛，对慢性肺源性心脏病患者也有其以下不利的一面。

①大量利尿后可以使痰液变黏稠、不易咳出。

②可导致低钾、低钠、低氯等电解质紊乱。

③可使血液黏滞性进一步升高。因此，其使用原则为小药量、联合使用排钾和保钾利尿药，疗程宜短，间歇用药。一般可用氢氯噻嗪（双氢克尿塞）25mg，每日1~3次，联合螺内酯40mg，每日1~2次。重度而急需行利尿的患者可用

呋塞米 20mg，肌内注射或口服，使用过程中注意补充钾盐和其他电解质。

（2）强心药：对使用洋地黄治疗肺源性心脏病右侧心力衰竭的评价不一，主要是因为肺源性心脏病缺氧而使得心脏对洋地黄的敏感性增高，易致中毒如出现心律失常，甚至猝死。因此，对肺源性心脏病右侧心力衰竭使用洋地黄应持慎重态度。然而，对肺源性心脏病右侧心力衰竭一概反对使用洋地黄也是不合适的。在下列情况仍应考虑使用洋地黄。

①感染已控制，呼吸功能已改善，经利尿药治疗右心功能仍未能改善者。

②合并室上性快速心律失常，如室上性心动过速、心房颤动（心室率每分钟 > 100 次）者。

③以右侧心力衰竭为主要表现而无明显急性感染的患者。

④合并急性左侧心力衰竭者。其用药原则是选用作用快、排泄快的强心药，小剂量（常规剂量的 1/2 ~ 1/3）给药，常用毛花苷 C 0.2 ~ 0.4mg 或毒毛花苷 K（毒毛花子苷 K）0.125 ~ 0.25mg 加入葡萄糖液 20mL 内缓慢静脉注射。应注意纠正低氧和低钾血症，不宜依据心率快慢作为观察疗效的指标，因为低氧和低钾血症均可引起心率增快。

3. 血管扩张药

从理论上推测，血管扩张药可使肺动脉扩张，降低肺动脉高压，以减轻右心负荷，改善右心功能，但实际应用效果并不理想。而且，许多血管扩张药在降低肺动脉压的同时也能引起体循环动脉血压下降，导致冠状动脉血流减少等不良效应；此外，肺血管扩张后常可影响肺内通气 / 血流的比例，加重低氧血症。临床试用过的药物很多，如硝酸甘油、酚妥拉明、硝苯地平、卡托普利等，疗效均不确实。近年来新开发的治疗肺动脉高压的药物包括前列环素（依前列醇）、内皮素受体拮抗药（波生坦）、磷酸二酯酶抑制药（西地那非）等，对特发性肺动脉高压等具有一定临床疗效，但对继发于 COPD 等支气管肺疾病的肺动脉高压无效。

（三）并发症的治疗

慢性肺源性心脏病除肺和心脏功能严重损伤外，全身其他器官均可受累及，出现多种并发症，须及时发现并积极治疗，方可降低病死率。

1. 肺性脑病

肺性脑病是由于呼吸衰竭所致缺氧、二氧化碳潴留而引起精神障碍和神经系统症状的一种综合征。但必须除外脑动脉硬化、严重电解质紊乱、单纯性碱中毒、感染中毒性脑病等。肺性脑病是慢性肺源性心脏病死亡的首要原因，应积极防治。对于不准备实施机械通气的患者应特别注意慎用镇静药，以免导致严重呼吸抑制，危及患者生命。

2. 酸碱失衡及电解质紊乱

慢性肺源性心脏病出现呼吸衰竭时，由于缺氧和二氧化碳潴留，当机体发挥最大限度代偿能力仍不能保持体内酸碱平衡时，可发生各种不同类型的酸碱失衡及电解质紊乱，使呼吸衰竭、心力衰竭、心律失常等更为恶化，对治疗及预后皆有重要意义。应进行监测，及时采取治疗措施。

3. 心律失常

心律失常多表现为房性期前收缩及阵发性室上性心动过速，其中以紊乱性房性心动过速最具特征性。也可有心房扑动及心房颤动。少数病例由于急性严重心肌缺氧，可出现心室颤动以至心搏骤停。应注意与洋地黄中毒等引起的心律失常相鉴别。一般的心律失常经过控制呼吸道感染，纠正缺氧、二氧化碳潴留、酸碱失衡及电解质紊乱，可自行消失；如持续存在，可根据心律失常的类型选用药物。

4. 休克

慢性肺源性心脏病休克并不多见，一旦发生，预后不良。发生原因有严重感染、失血（多由上消化道出血所致）和严重心力衰竭或心律失常。

第四章　呼吸衰竭

呼吸衰竭（RF）是指各种原因引起的肺通气和（或）换气功能严重障碍，以致在静息状态下不能维持足够的气体交换，导致低氧血症伴（或不伴）高碳酸血症，进而引起一系列病理生理改变和相应临床表现的综合征。其临床表现缺乏特异性，明确诊断有赖于动脉血气分析，即在海平面大气压、静息状态下呼吸室内空气，动脉血氧分压（PaO_2）< 60mmHg（1mmHg = 0.133kPa），伴或不伴二氧化碳分压（$PaCO_2$）> 50mmHg，并排除心内解剖分流和原发于心排血量降低等因素，即可诊断为呼吸衰竭。因此，呼吸衰竭是一种综合征，是许多疾病急性加重或进展至终末期的病理生理表现。涉及的病因复杂而广泛，包括了气管支气管、肺实质、肺血管、胸壁、神经肌肉及中枢神经系统疾病等。理论上，诊断呼吸衰竭必须排除循环系统疾病。无论肺间质还是肺泡水肿，只有排除了左心 [左心房与（或）左心室] 功能不全致肺循环高压、肺淤血水肿，才能考虑导致呼吸衰竭的肺内外疾病。但是，临床上许多患者，特别是老年患者，同时存在呼吸衰竭与心力衰竭，或者在病情进展中出现两者合并的情形。治疗中必须细致观察、有效监测、早期干预，才能提高治疗成功率。

第一节　呼吸衰竭的肺内表现

呼吸衰竭引起的临床表现包括两个方面：一方面是因缺氧和二氧化碳潴留所引起的一系列生理功能和代谢紊乱的临床表现；另一方面是造成呼吸衰竭的各种基础疾病的临床表现。

一、呼吸衰竭本身的临床表现

呼吸困难是呼吸衰竭的一个重要症状，也是呼吸衰竭最早出现的一种临床表现，一般与呼吸衰竭的严重程度成正比。主观上表现为患者感觉空气不足或呼吸费力，而客观上表现为呼吸频率、深度和节律的改变，病情加重时可出现辅助呼吸肌（斜角肌、胸锁乳突肌及胸背部的其他肌肉）参加呼吸运动，表现为"三凹征"（即胸骨上窝、锁骨上窝、肋间隙向内凹陷）、端坐呼吸、点头呼吸、提肩呼吸、张口呼吸、鼻翼翕动等。但呼吸困难时并非一定有呼吸衰竭，例如重度肺气肿时，患者点头和抬肩呼吸很明显却并不一定伴有呼吸衰竭；反之，呼吸衰竭时也不一定表现为呼吸困难，如中枢神经药物中毒时呼吸常均匀而缓慢，表情淡漠或昏睡。不同原因导致的呼吸困难有不同的表现。

（一）吸气性呼吸困难

患者表现为吸气费力、吸气时间延长，出现"三凹征"，严重时有吸气性喉鸣音。主要见于上气道：喉、气管、大支气管的狭窄与梗阻患者，如喉头水肿、气管异物、上气道肿瘤等，严重者表现为急性呼吸衰竭。其特点为吸气显著困难，其产生机制为上呼吸道部分梗阻，气流不能顺利进入肺，故吸气时呼吸肌收缩，造成肺内负压极度增高，从而出现"三凹征"。

（二）呼气性呼吸困难

患者表现为呼气费力、呼气延长而缓慢，发作时可闻及哮鸣音。主要见于下呼吸道不完全阻塞及小气道炎症痉挛患者，如支气管哮喘、肺气肿、慢性阻塞性肺疾病等。此类患者晚期多发展为慢性呼吸衰竭，伴有呼吸肌疲劳，辅助呼吸肌参加呼吸运动，患者常采用端坐位，头前倾，表现为点头、提肩样呼吸，严重者可表现为大汗淋漓、不能言语等。其产生机制为肺组织弹性减弱或细支气管痉挛、狭窄，呼气时气流在肺泡和细支气管的阻力增大造成呼气困难。

（三）混合性呼吸困难

患者表现为呼气吸气均感费力，呼吸频率浅而快，常有呼吸音减弱或消失。主要见于重症肺炎、重症肺结核、大面积肺不张、大块肺梗死、大量胸腔积液和气胸，这是由于肺部病变广泛，呼吸面积减少，影响肺换气功能所致。

（四）夜间阵发性呼吸困难

患者表现为夜间睡眠中突感胸闷、气急、惊醒而被迫坐起，数分钟或数十分钟后缓解，重症伴有端坐呼吸、大汗、气喘、发绀、咳粉红色泡沫痰、心率快、呈奔马律、两肺满布干湿啰音，主要见于心脏病合并心力衰竭的患者，继发Ⅰ型呼吸衰竭。其产生的机制主要是仰卧位时下肢静脉回心血量增加引起肺淤血加重及膈肌位置升高降低通气量；夜间迷走神经张力增高，导致冠状动脉痉挛收缩，心肌供血减少，心功能下降；此外小气道的痉挛收缩引起肺泡通气量减少，也参与了发病机制。

（五）酸中毒性大呼吸（Kussmaul 呼吸）

患者表现为规则的、缓慢而深长的呼吸，可伴有鼾音。呼出气中常常伴有一种腐烂的苹果味，常见于糖尿病酮症酸中毒和尿毒症酮症酸中毒患者等，其产生机制为重度代谢性酸中毒时，机体为排出二氧化碳以调整细胞内外酸碱平衡，从而出现呼吸深大。生理情况下，在剧烈运动、情绪激动或过度紧张时也可出现深而快的呼吸。

（六）潮式呼吸和间停呼吸

正常人呼吸均匀，潮式呼吸和间停呼吸均表现为呼吸节律的改变。潮式呼吸又称陈－施呼吸，呼吸由浅慢逐渐变为深快，然后再由深快转为浅慢，随之出现一段呼吸暂停，如此周而复始。每个潮式呼吸周期可长达 30 秒至 2 分钟，呼吸暂停可持续 5～30 秒。潮式呼吸特点是呼吸逐步减弱以至停止和呼吸逐渐增强两者交替出现。间停呼吸又称比奥呼吸，表现为有规律呼吸数次后，突然停止一段时间，又开始呼吸，即周而复始的间停呼吸。潮式呼吸和间停呼吸两者均见于中枢系统疾病，潮式呼吸多见于缺氧、脑干损伤、心力衰竭，间停呼吸多见于颅内压增高、脑炎、脑膜炎、糖尿病酸中毒、巴比妥中毒等。有些老年人熟睡时，也可出现潮式呼吸，为脑动脉粥样硬化的表现。其产生的机制为呼吸中枢的兴奋性降低，调节呼吸的反馈系统失常，呼吸变浅变慢直至终止，当严重缺氧、二氧化碳潴留到一定程度，才能刺激呼吸中枢，使呼吸恢复并变快变深，但随着二氧化碳的呼出，呼吸中枢失去有效的刺激，呼吸再次减弱进而暂停。临床上以潮式呼吸多见，间停呼吸更严重，常于呼吸停止前出现。

（七）双吸气呼吸（抽泣样呼吸）

表现为连续两次吸气后呼气，类似痛哭后的抽泣动作。主要见于颅内压增高即将发生脑疝时，是呼吸中枢衰竭的表现，为呼吸停止的先兆。

（八）抑制性呼吸

是另一种节律异常的呼吸，多见于急性胸膜炎、胸部外伤、肋骨骨折、胸膜恶性肿瘤等，吸气时因发生剧烈胸痛导致吸气相突然中断，呼吸运动受到短暂抑制，患者往往表情痛苦，呼吸较正常浅快。有时肺内炎症范围不大，仅伴随少量胸液，患者却非常痛苦，低氧血症可以很明显，但患者一般情况较好，有时需要和急腹症鉴别。

（九）呼吸浅快

患者表现为呼吸浅表，呼吸频率加快。主要见于呼吸肌麻痹、呼吸肌疲劳的患者，如吉兰－巴雷呼吸肌麻痹患者、重症肌无力患者等，也可见于某些肺与胸膜疾病，如特发性肺纤维化、肺底部大叶性肺炎、胸部带状疱疹等伴有剧烈胸痛患者。如果疾病进一步进展则发生呼吸肌疲劳、呼吸浅慢、呼吸衰竭，也可见于濒死的患者。

（十）呼吸浅慢

患者表现为呼吸表浅缓慢，呼吸道保护机制如呕吐反射、咳嗽反射往往减弱，"三凹征"明显或反而不明显，常出现下颌呼吸和呼吸暂停，呼吸音降低，并可出现矛盾呼吸、打鼾、发音困难和吞咽困难等呼吸肌疲劳或肌力异常表现，这往往是呼吸功能失代偿、呼吸停止的前兆，是重症呼吸衰竭的表现，需紧急救治。主要见于麻醉药、镇静药过量的患者、颅内高压的患者、神经肌肉病变患者及呼吸衰竭晚期二氧化碳麻醉的患者。

（十一）呼吸窘迫

表现为呼吸频率明显增加伴有呼吸幅度增加，主观感胸部紧束，吸气费力且常伴有烦躁焦虑。呼吸频率在每分钟 25～50 次，严重者伴有鼻翼翕动、"三凹征"等表现。主要见于急性呼吸窘迫综合征、大气道肿瘤或异物阻塞等患者。

（十二）下颌式呼吸

患者多为浅昏迷状态，下颌上下运动不能闭合，多为口角牵动下唇运动，是呼吸中枢衰竭的一种表现，也是患者病情危重濒临死亡的信号。

（十三）胸腹矛盾呼吸运动

在呼吸困难的基础上，表现为吸气时胸廓扩张而上腹部下陷，呼气时相反。主要见于严重膈肌无力、麻痹，甚至膈肌瘫痪等患者，由于膈肌失去了主动收缩能力而表现胸廓与腹部的相反运动。在慢阻肺、神经肌肉疾病中是机械通气的标志性表现。

（十四）间断深呼吸伴平卧困难

患者主观感觉胸闷、气体不够用，客观上反复间断长吸气。通常伴有一定程度喜坐位，或平卧咳嗽等症状。多起病缓慢、常有高血压、肾病、近期劳累、摄入水分增多、尿量相对减少等。肺 CT 检查可发现肺间质，甚至肺泡水肿。见于隐匿性心力衰竭，常被误诊为肺部感染。

（十五）复杂异常呼吸形式

连枷胸患者往往因相邻的多根肋骨骨折，可造成胸壁浮动，出现反常呼吸，吸气时浮动的胸壁塌陷，呼气时则向外隆起；肋间肌疲劳或麻痹者常出现矛盾呼吸，即吸气时胸廓下陷，腹部膨隆，呼气时则相反；单侧膈肌麻痹时可出现吸气相健侧膈肌下降，患侧膈肌上升的矛盾运动。

二、导致呼吸衰竭原发病的临床表现

呼吸衰竭常伴有原发病的临床表现，重视原发病的临床症状有助于发现呼吸衰竭的病因，如肺部感染引起的呼吸衰竭，患者常出现发热、气短、咳嗽、咳痰等呼吸道感染症状；慢阻肺引起的呼吸衰竭，患者通常表现为桶状胸、杵状指，并有长期慢性咳嗽、咳痰伴呼吸困难病史；食物窒息引起的呼吸衰竭，患者表现为进食过程中突发呛咳、面色发绀、呼吸困难；脑血管意外导致的呼吸衰竭，患者表现为突发昏迷，一侧肢体偏瘫伴呼吸衰竭；肺栓塞患者常表现为活动后突发呼吸困难，常有下肢水肿或近期骨折后卧床过程。如受到致病因素打击，如创伤、休克、误吸毒气或肺内容物等出现发病迅速，且不易在短时间内缓解的呼吸衰竭，则考虑为肺损伤性呼吸衰竭，如 ARDS。

第二节　呼吸衰竭的肺外表现

呼吸衰竭时缺氧和二氧化碳潴留可影响全身各系统器官的代谢和功能，其对机体的损害程度取决于缺氧和二氧化碳潴留发生的速度、程度和持续时间。低氧血症和高碳酸血症对机体的影响很难截然分开，但缺氧对机体的影响往往更为明显。高碳酸血症对机体的影响除二氧化碳本身的直接作用外，还有呼吸性酸中毒

时氢离子浓度升高的作用。

一、发绀

（一）概述

发绀是指血液中还原血红蛋白增多，使皮肤、黏膜呈现青紫色的现象，是呼吸衰竭的常见体征，多在皮肤较薄、色素较少和毛细血管丰富的部位，如口唇、鼻尖、耳垂、颊部及指（趾）甲床等处最为明显。呼吸衰竭是由于动脉氧分压、动脉血氧饱和度下降导致的还原性血红蛋白增加，属于中心性发绀。

（二）发生机制

氧在血液中运输的形式有物理溶解和化学结合两种，化学结合是氧在血液中运输的主要形式，约占氧运输量的 98.5%。氧主要是和红细胞内血红蛋白（Hb）分子中的 Fe^{2+} 结合，形成氧合血红蛋白（HbO_2）进行运输。这种结合是疏松可逆的，它们能迅速结合，也能迅速解离，结合或解离主要取决于氧分压。当血液流经肺部时，由于氧分压高，结合形成 HbO_2；当血液流经组织时，由于氧分压低，HbO_2 解离释放出氧，成为去氧血红蛋白。在各种疾病引起的呼吸衰竭时，由于肺泡低通气、通气 / 血流（V/Q）比例失调、肺内右向左分流、氧弥散功能障碍、组织高氧耗状态等原因，导致血氧饱和度降低，当毛细血管内的还原血红蛋白 > 50g/L 时，皮肤黏膜可出现发绀。

（三）临床意义

发绀是提示缺氧呼吸衰竭的常见体征，但是发绀并不是缺氧的敏感和特异的指标。在出现发绀后还应该考虑到以下因素。

第一，药物或化学药品中毒所致高铁血红蛋白血症引起的发绀：由于血红蛋白分子的二价铁被三价铁所取代，而失去与氧结合的能力。血中高铁血红蛋白量达 3g/100mL 即可出现发绀。可由于伯氨喹、亚硝酸盐、氯酸钾、磺胺类、非那西丁、苯丙砜、硝基苯、苯胺中毒所引起。发绀的特点是急骤出现、暂时性、病情严重，静脉血呈深棕色，吸氧不能改善，动脉血氧分压正常，若静脉注射亚甲蓝溶液或大量维生素 C，发绀可消退。分光镜检查可证明血中存在高铁血红蛋白。

第二，硫化血红蛋白血症：在服用某些含硫药物或化学药品后，血液中的硫化血红蛋白达到 5g/L 即可发生发绀。发绀的特点是持续时间长，血液呈蓝褐色，分光镜检查可证明有硫化血红蛋白的存在。

第三，在严重贫血的患者（Hb < 60g/L），虽然血氧饱和度明显降低，由于还原性血红蛋白绝对值 < 50g/L，故常常不能显示发绀。

第四，在血红蛋白增多的患者（Hb > 180g/L），虽然患者氧饱和度不低，由于还原性血红蛋白绝对值 > 50g/L，故仍然表现为发绀。

第五，有黄疸、水肿、色素沉着的患者可掩盖发绀的症状。

二、神经精神症状

（一）缺氧

脑组织耗氧量占全身耗氧量的 1/5 ~ 1/4，中枢皮质神经细胞对缺氧最为敏感，缺氧的程度和发生的急缓对中枢神经产生不同的影响。早期轻度缺氧可引起注意力不集中、智力减退、定向障碍；随着缺氧加重，当 PaO_2 < 50mmHg 时，可导致烦躁不安、神志恍惚、谵妄；PaO_2 < 30mmHg 时，会使神志丧失，乃至昏迷；PaO_2 < 20mmHg 则会发生不可逆的脑细胞损伤。此外，缺氧可使脑血管扩张和血管内皮损伤使其通透性增加，导致脑间质水肿；缺氧也可导致细胞氧化过程障碍，细胞内 ATP 生成减少，钠钾泵所需能量不足，引起细胞内钠和水增多，引起脑细胞水肿。

（二）二氧化碳潴留

其对中枢神经系统的作用可分为 3 个阶段：最初阶段，CO_2 直接抑制大脑皮质，使皮质兴奋性降低；随着 CO_2 的增加，皮质下层刺激增加，间接引起皮质兴奋；CO_2 进一步增加，则皮质下层受抑制，使中枢神经处于麻醉状态，成为二氧化碳麻醉。临床上所见的二氧化碳潴留呼吸衰竭患者也先有失眠、兴奋、烦躁不安等先兆症状，后有类似 CO_2 麻醉的意识不清和昏迷状态。一般认为，当 $PaCO_2$ > 80mmHg 时，患者可出现头痛、头晕、烦躁不安、精神错乱等表现；当 $PaCO_2$ > 120mmHg 时，患者多发生昏迷。

（三）肺性脑病的机制及临床表现

由呼吸衰竭引起的中枢神经系统功能紊乱也称为肺性脑病。其可能的机制如下。

第一，脑血管扩张。无论是酸中毒还是二氧化碳潴留都使脑血管扩张，$PaCO_2$ 升高 1.33kPa（10mmHg）可使脑血流量增加 50%。缺氧也使脑血管扩张。脑血流增加，引起持续性头疼，尤以夜间和晨起为甚。

第二，形成脑水肿。缺氧和酸中毒还能损伤血管内皮使其通透性增高，导致脑间质水肿；缺氧使脑血管细胞内 ATP 生成减少，影响 Na^+–K^+ 泵功能，可引起细胞内 Na^+ 及水增多，形成细胞水肿；脑充血、水肿使颅内压增高，压迫脑血管，更加重脑缺氧，由此形成恶性循环，严重时可导致脑疝形成。

第三，脑血管内皮损伤尚可引起血管内凝血，这也是肺性脑病的发病因素之一。

第四，神经细胞酸中毒。正常脑脊液的缓冲作用较血液弱，其 pH 也较低（7.33～7.40），$PaCO_2$ 比动脉血高。因血液中的 HCO_3^- 及 H^+ 不易通过血－脑屏障进入脑脊液，故脑脊液的酸碱调节需时较长。呼吸衰竭时脑脊液的 pH 降低比血液更为明显。神经细胞内酸中毒一方面可增加脑谷氨酸脱羧酶活性，使抑制性神经递质 γ－氨基丁酸生成增多，导致中枢抑制；另一方面脑内磷脂酶活性增强，使溶酶体酶释放，引起神经细胞和组织的损伤。

（四）补偿性睡眠

临床上经常会遇到一种情形，即在因病情严重影响了睡眠多日后，经过正确治疗，缺氧情况得到改善，患者进入深度睡眠状态，甚至压迫眶上神经都没有反应，常常被误诊，值班医师诊断为缺氧性脑病或者出现神经系统合并疾病而请求会诊。常常出现在严重慢性阻塞性肺疾病急性加重呼吸衰竭建立人工气道后，随着 CO_2 排出，缺氧改善，进入深度睡眠，可以伴有血压下降。有时因小量镇静药诱导入睡。重要特点是呼吸平稳，缺氧改善已不同于"入睡"前状态。因此，不能单凭"神志障碍"诊断肺性脑病。

三、循环系统的症状与体征

（一）缺氧的表现

第一，在缺氧的早期及轻度缺氧时，一定程度的缺氧兴奋了心血管运动中枢，使心率加快、心肌收缩力增强、心排血量增加。外周血管收缩可使有效循环血量增多，心排血量增加。但在老年人及原有心力衰竭患者，可不出现上述反应。缺氧早期心排血量增加与呼吸代偿性幅度增大，胸腔负压增大，回心血量增多。缺氧对心搏节律的影响可出现较早，可发生心律失常；缺氧的晚期或严重缺氧时，心肌发生不可逆性损伤；组织利用氧的能力下降，心血管中枢直接被抑制，长期缺氧导致心肌纤维化、心肌硬化、心肌疲劳。患者表现为心率变慢、血压下降、严重心律失常，甚至心搏停止。

第二，缺氧导致交感神经兴奋收缩肺动脉、各种缩血管的血管活性物质的释放增加、血管平滑肌对缺氧直接感受，肺小动脉收缩，造成肺动脉高压、右侧心力衰竭，临床多见颈静脉怒张、肝大、胸腔积液、腹水、下肢水肿等。

第三，呼吸衰竭的患者合并心肌梗死、心律失常、心力衰竭等时可发生心源性休克。

（二）二氧化碳潴留的表现

轻度二氧化碳增高可引起心率增快、血压升高；严重二氧化碳潴留直接抑制心血管中枢，并引起呼吸性酸中毒，导致心肌收缩下降，心排血量减少。表现为血压下降、心律失常、心力衰竭，甚至心搏停止。

二氧化碳引起全身血管扩张，特别是周围皮肤血管扩张，表现为球结膜水肿、面色潮红多汗、四肢湿暖，严重时可出现血压下降；脑血管扩张出现头痛、头晕。

（三）肺心病的机制及临床表现

1.呼吸衰竭导致肺心病发生的机制

（1）缺氧和二氧化碳潴留所致血液氢离子浓度过高，可通过不同途径引起肺血管内皮源性的收缩因子（HDCF）和舒张因子（EDRF）分泌异常，肺小动脉收缩（CO_2本身对肺血管起扩张作用），肺动脉压升高。

（2）缺氧可引起肺小动脉长期收缩：首先，低氧可影响肺动脉平滑肌细胞膜离子通道。低氧可抑制 ATP 依赖钾离子通道，引起肺血管平滑肌细胞除极（去极化），导致肺血管收缩。其次，低氧可能通过诱导许多内源性缩血管递质，如白三烯、组胺、5-羟色胺、血管紧张素 Ⅱ、儿茶酚胺等的产生而间接导致肺血管收缩。

（3）缺氧和一些炎症递质如 NO、内皮素等可引起肺血管的重构。表现为肺小动脉和微动脉中膜平滑肌细胞肥大和增生，细胞间质增多，内膜弹力纤维及胶原纤维增生，非肌型微动脉肌化，使血管壁增厚硬化，管腔变窄，血流阻力增加，肺动脉高压。

（4）长期缺氧引起的血液黏稠度增加和血容量增多。长期慢性缺氧，红细胞生成素（EPO）分泌增加，导致继发性红细胞生成增多。当血细胞比容为 0.55～0.60 时，血液黏稠度明显增高，肺血流阻力增大。缺氧还可使醛固酮分泌增加，导致水钠潴留；使肾小动脉收缩，肾血流减少，也加重水钠潴留，血容量增多。肺心病患者还存在肺毛细血管床面积减少和肺血管顺应性下降等因素，导致肺容量血管的代偿能力明显下降，在肺血流量增加时，肺动脉高压加重。

（5）有些肺部病变如肺小动脉炎、肺毛细血管床的大量破坏、肺栓塞等也能成为肺血管阻力增加肺动脉高压的原因。也有研究显示，重度肺气肿患者的平均肺动脉压仅与二氧化碳弥散量轻度相关，因此肺血管床的破坏在慢阻肺相关 pH 的形成中不起主要作用。

（6）缺氧和酸中毒使心肌能量生成障碍，形成细胞内钙超载，以及阻碍心肌的兴奋-收缩增生过程，影响心肌舒缩功能。

（7）呼吸困难时，用力呼气则使胸膜腔内压异常增高，心脏受压，影响心脏的舒张功能，用力吸气时则胸膜腔内压异常降低，心脏外的负压增大，可增加右心收缩的负荷，促使右侧心力衰竭。

2. 肺源性心脏病的临床表现

（1）功能代偿期：患者有慢性咳嗽、咳痰与喘息史，逐步出现乏力、呼吸困难。体格检查呈明显肺气肿表现，包括桶状胸、肺部叩诊呈过度清音、肝浊音上界下降、心浊音界缩小，甚至消失。听诊呼吸音低，可有干、湿啰音，心音降低，有时只能在剑突下听到。肺动脉区第二音尤进，上腹部剑突下有明显心脏搏动是心脏受累及的重要体征。颈静脉可有轻度怒张，但静脉压并不明显增高。

（2）功能失代偿期：肺组织损害严重引起缺氧，二氧化碳潴留，可导致呼吸衰竭和（或）心力衰竭。心力衰竭多发生在急性呼吸道感染后，因此常合并有呼吸衰竭，患者出现气喘、心悸、少尿、发绀加重，上腹胀痛、食欲缺乏、恶心甚至呕吐等右侧心力衰竭症状。体格检查见颈静脉怒张、心率增快、心前区可闻奔马律或有相对性三尖瓣关闭不全引起的收缩期杂音，杂音可随病情好转而消失。可出现各种心律失常，特别是房性心律失常，肝大伴压痛，肝颈静脉反流征阳性，水肿和腹水，病情严重者可发生休克。

（四）心肌梗死的原因和临床表现

1.发生心肌梗死的原因

呼吸衰竭的患者多有感染、情绪激动、过度劳累等应激刺激的诱因；长期慢性缺氧使红细胞代偿性增高、血液黏稠度增高、血液高凝；反复感染、电解质紊乱酸碱失衡导致心肌受损，心室肥厚，心力衰竭；严重缺氧加重冠状动脉痉挛，以上因素使呼吸衰竭患者更易发生心肌梗死。

2.临床表现

呼吸衰竭伴心肌梗死患者临床症状重叠不易鉴别，且心肌梗死症状不典型，易被误诊。临床表现不典型，仅有少数患者有心前区疼痛的典型心绞痛表现，大多数患者表现为胸闷、气短、心前区不适等非特异性表现。无痛心肌梗死多见以下原因。

（1）呼吸衰竭合并心肌梗死的患者多见于老年人，老年人对疼痛不敏感，常曲解和遗忘疼痛。

（2）由于呼吸困难突出而掩盖了疼痛。

（3）慢性呼吸系统疾病合并呼吸衰竭患者多有长期大量吸烟史，其无痛心肌梗死显著高于不吸烟者。

（4）心肌梗死患者左侧心力衰竭发生率高，易误诊为右侧心力衰竭加重。

（5）呼吸衰竭的患者，由于长期低氧血症，心绞痛少见，使冠心病诊断率降低，同时，肺心病心电图可酷似心肌梗死，以致易将后者的心电图改变误认为是肺心病患者的心电图改变。因而，呼吸衰竭患者，特别是合并高血压、糖尿病、高血脂、心律失常的老年人，应该特别注意监测心电图、心肌酶、心脏彩超的变化，及早发现和鉴别心肌梗死的存在。

四、血液系统表现

（一）高血红蛋白血症

缺氧可增加红细胞生成素促使红细胞增生，表现为血液中红细胞和血红蛋白增多，这虽然有利于增加血液携氧量，但也增加血液黏稠度，加重肺循环和右心负担。

（二）弥散性血管内凝血

严重缺氧患者可出现弥散性血管内凝血（DIC），其机制如下。

第一，由于长期慢性缺氧或重症缺氧患者血管内皮细胞受损，导致血小板黏附、凝集、溶解，释放血小板因子，促进凝血活酶形成，使血液高凝，易形成凝血和血栓，诱发血管内凝血的发生。

第二，严重感染，特别是革兰阴性杆菌，内毒素损害内皮系统，促进炎症反应、激活血小板。

第三，长期缺氧导致血液浓缩，微循环血液淤滞，白细胞粘连，血液黏度增加，诱发 DIC。

第四，高碳酸血症和酸中毒损害血管内皮细胞，激活 XII 因子，导致内源性凝血。DIC 患者的临床表现为皮肤瘀斑、出血点、呕血、便血等。

（三）肺栓塞

呼吸衰竭患者存在着高凝状态易合并肺栓塞，并且常常被原发病的症状所掩盖，容易引起误诊。临床上出现以下情况时应该考虑呼吸衰竭合并肺栓塞。

第一，肺栓塞与呼吸衰竭均存在呼吸困难、胸闷气短症状，但呼吸衰竭经抗感染解痉平喘治疗后胸闷气短症状应相应好转，如仍有不能缓解的胸闷气短，要考虑肺栓塞的可能。

第二，查体要仔细，呼吸衰竭合并肺心病患者心功能不全时可有肺动脉听诊区第二心音区；进、三尖瓣杂音，但可随治疗后肺动脉第二听诊区第二心音亢进减轻，三尖瓣杂音消失，如上述情况仍存在，要考虑肺栓塞的可能。

第三，下肢周径不等。下肢深静脉血栓为肺栓塞发生的主要原因，如双下肢周径不一样，要做下肢静脉超声、肺血管 CT（CTPA）等进一步检查。

第四，重视血气分析。呼吸衰竭伴有肺栓塞患者可有与病情不相符的低氧血症，甚至呼吸衰竭，特别是经治疗后仍持续存在低氧血症要考虑肺栓塞。

第五，要重视心脏彩超报道有右心负荷增高者。一般来说呼吸衰竭合并肺源性心脏病患者心脏彩超可有右心负荷增加表现，如心脏彩超有严重肺动脉高压右心室负荷过重表现，与原发病不相符，在排除肺部其他情况下要考虑肺栓塞的可能。

肺栓塞的机制可能如下。

第一，慢性呼吸衰竭急性发作期的缺氧、二氧化碳潴留及感染，直接或间接经多种炎症递质的作用导致血管内皮、肺泡上皮受损使组织纤溶酶原激活物分泌增加，纤溶酶生成增加。

第二，缺氧导致血小板及白细胞启动或功能尤进。

第三，缺氧、二氧化碳潴留使肝、肾功能减弱，从而对血浆凝血因子的合成及清除减少。

第四，慢性呼吸衰竭患者长期慢性缺氧、二氧化碳潴留使体内凝血因子含量增加或活化，而抗凝蛋白含量降低或结构异常。

第五，慢性呼吸衰竭患者经较长时间凝血启动，造成凝血因子慢性消耗和纤维蛋白溶解尤进。

第七，慢性呼吸衰竭患者长期缺氧和二氧化碳潴留致使红细胞代偿性增多，使血液的黏滞度增加。

第八，呼吸衰竭时由于酸中毒使红细胞内黏度升高，变形能力降低。

五、消化系统症状

（一）肝功能异常

这是由缺氧直接或间接损伤肝细胞造成的，随着缺氧的纠正，肝功能一般可以恢复正常。

（二）其他症状

患者可出现反酸、胃灼热、呕血、黑粪等应激性溃疡和消化道出血。其发生机制包括以下 4 点。

第一，缺氧使胃壁血管收缩，黏膜缺血缺氧，能量代谢障碍，胃黏膜屏障受损，胃 H^+ 反向弥散增加，容易导致胃黏膜糜烂出血。

第二，二氧化碳潴留增强了胃壁细胞碳酸酐酶的活性，使胃酸分泌增多，使胃肠道黏膜层及黏膜下层细胞变性坏死，促进出血。

第三，并发肺心病右侧心力衰竭的患者，体循环淤血、肠道淤血、肠道局部供血不足引起缺血性肠病，导致肠黏膜萎缩、坏死、出血。

第四，患者合并有弥散性血管内凝血、休克等，会进一步加重消化系统的缺血缺氧状态。

六、泌尿系统症状

由于缺氧与高碳酸血症能反射性地通过交感神经使肾血管收缩，肾血流量严重减少，轻者尿中出现蛋白、红细胞、白细胞及管型等。严重时可发生急性肾衰竭，出现少尿、氮质血症和代谢性酸中毒。若肾结构无明显改变，为功能性肾衰竭，只要外呼吸功能好转，肾功能就可较快地恢复正常。若患者合并有心力衰竭、弥散性血管内凝血或休克，则肾的血液循环和功能障碍更严重。

呼吸衰竭中肾衰竭发生的可能机制包括以下 3 方面。

第一，长期、反复、大量应用有肾损伤的抗生素，特别是氨基糖苷类、头孢类、磺胺类、喹诺酮类抗生素，这些药物长期大量应用导致肾小管坏死、肾衰竭。

第二，长期慢性缺氧，肾小管间质慢性缺氧，间质炎症细胞浸润和细胞外基质的积聚，从而微血管阻塞，导致肾小球滤过率和肾小管重吸收下降，肾衰竭。

第三，由于休克、心力衰竭、消化道出血等导致有效血容量不足，同时由于缺氧，通过神经体液的调节，血液重新分配，肾血管收缩，肾有效滤过率下降，导致肾功能受损。

七、酸碱平衡及电解质紊乱

（一）呼吸性酸中毒合并代谢性酸中毒

Ⅱ型呼吸衰竭时，二氧化碳潴留引起呼吸性酸中毒，这是肺源性心脏病酸碱紊乱中发生率最高者。严重缺氧，无氧代谢产生过多乳酸，肾功能不良，排酸能力下降，引起代谢性酸中毒。呼吸性酸中毒合并代谢性酸中毒，使 pH 明显下降而继发性高血钾、低血氯。

（二）呼吸性碱中毒

发生率较低，多发生于气管切开或人工辅助呼吸掌握不当，通气过度而发生呼吸性碱中毒，正确使用呼吸机可防止其发生。

（三）代谢性碱中毒

由于进食少、呕吐、使用肾上腺皮质激素或利尿药造成低钾低氯碱中毒，补碱过量也可引起。

（四）低钠血症

长期食欲缺乏、限盐者大量应用利尿药，可出现低渗血症，患者出现精神症状易误为肺性脑病，应及时补充钠盐。

第三节　气道湿化和雾化吸入疗法

吸入疗法可分为湿化疗法和雾化疗法。湿化疗法是通过湿化器装置，将水或溶液蒸发成水蒸气或由 $0.05 \sim 5\mu g$ 小水滴组成的气雾，以提高吸入气体的湿度，湿润气道黏膜，稀释痰液，使黏液纤毛运动保持有效廓清能力。雾化疗法应用特制的气溶液发生装置，将水分和药物形成直径 $1 \sim 10\mu m$ 的水分子气溶胶的液体微滴或固体微粒，被吸入并沉积于呼吸道和肺泡靶器官，以达到治疗疾病、改善症状的目的，同时雾化吸入也具有一定的湿化气道的作用。

对呼吸衰竭患者采用湿化及雾化吸入，使呼吸道保持通畅，以保证有效通气。这些方法在临床治疗各种原因所致呼吸衰竭中对改善气道通畅性非常有效，特别是重症支气管哮喘与慢性阻塞性肺疾病加重患者所导致的呼吸衰竭。

一、湿化疗法的生理和病理基础

呼吸道必须保持湿润，维持分泌物适当的黏度，才能维持呼吸道黏液 – 纤毛系统正常的生理功能和防御功能。通常情况下呼吸道内的温度和湿度是稳定和适当的。鼻腔具有加温、滤过和湿化气体的功能，气体进入鼻腔，可加温到 30 ~ 34℃，相对湿度 80% ~ 90%，到达隆突时，温度已接近体温（37℃），相对湿度 > 95%，至肺泡时，温度 37℃，相对湿度 100%。呼出气经鼻腔时，由于温度下降，水蒸气凝结成细水滴，留在鼻黏膜上，一般可保留 20% ~ 25% 的水分和热量（这一功能在某些动物，如骆驼的鼻道发挥得淋漓尽致，成为保持水分的重要措施）。按呼出气每小时的失水量为 8 ~ 12mL/m² （体表面积）计，成人呼吸道每日可失水 300 ~ 500mL。

气体湿度是指气体中所含水分的多少，也可理解为气体潮湿的程度。单位容积气体内所含水分的重量称"绝对湿度"，以 mg/L 表示。在一定温度下能容纳最大水分的含量称饱和湿度，在该温度下的绝对湿度与饱和湿度的比值为相对湿度。单位容积气体所含水分随温度升高而增加，如室温 0℃、20℃和 37℃的饱和湿度分别为 4.85mg/L、17.3mg/L 和 43.9mg/L。若以某一温度的绝对湿度与体温（37℃）的饱和湿度之比，称该温度下的百分体湿度。低于体温的绝对湿度，乃至于其饱和湿度，均低于体温的饱和湿度。与 100% 体饱和湿度相比所缺水含量称"湿度缺"。如 20℃绝对湿度为 9mg/L 时，其相对湿度 52%，则湿度缺 = （43.9 − 9.0）mg/L = 34.9mg/L。如每分通气量 6L，则 24 小时之湿度缺 =34.9mg/L × 6 × 24 = 302 （g/d）：在 0℃绝对湿度 3mg/L（相对湿度 60%），则 24 小时的湿度缺为 353g/d，这就意味着每日上呼吸道黏膜表面为吸入气体提供 300mL 的水分，一般冬秋比春夏提供的水分要多。

在某些病理情况下，如实行气管插管或气管切开时，上呼吸道加温和湿化的功能丧失，吸入气体必须全部由气管及其以下的呼吸道来加温和湿化，呼吸道分泌物中水分的丢失因此增加。患者高热、呼吸频快、过度通气或吸入干燥气体（如吸氧或机械通气时湿化不足），均可导致呼吸道的水分和热丢失显著增加，造成不良后果。

二、影响呼吸道湿化的因素及其对呼吸系统的影响

从上述可知，吸入和呼出气的过程均影响呼吸道的湿化。如吸入寒冷干燥的空气或氧气、张口或经人工气道呼吸、发热和通气量增加等均可引起湿化不足或水分的丢失；另外，呼吸衰竭患者应用利尿药和血容量不足也会影响气道湿化。健康者气道纤毛运动频率为每分钟 1000～1500 次，末梢支气管和气管的黏液纤毛分别以 1mm/min 和 20mm/min 运动。呼吸道湿化不足、黏液黏稠会削弱纤毛运动效率，影响分泌物的清除。一般可将隆突处的分泌物在 20～30 分钟送出声门，吸入干燥空气时需延长 3～5 小时。干燥气体直接使气道黏膜干燥充血，出现急性炎症改变，分泌物黏稠、结痂、难以排出，重者可阻塞气道、肺泡表面活性物质遭破坏，易形成肺小叶和肺泡不张陷闭。从而影响通气、气体分布，发生通气与血流比值失调、肺内静－动脉血的分流增加、弥散量减少，动脉血氧分压和肺顺应性下降，加重呼吸衰竭。由于气道分泌物引流不畅，易继发细菌感染。这对老年围术期患者呼吸衰竭的防范极为重要，特别是伴有某种程度咳痰能力下降、慢性气道炎症的患者需要特别关注气道湿化。

三、湿化器种类与使用

湿化器的功能为湿润呼吸道和适度稀释分泌物，以维持呼吸道黏液－纤毛系统的生理功能和防御功能。

（一）气泡式湿化器

湿化器的水下导管通过筛孔、多孔金属或泡沫塑料，形成细小气泡，增大氧气与水的接触面积，有利水蒸发，提高吸入干燥氧气（湿度仅 4% 左右）的含水量，达到湿化的目的。

气泡式湿化器的一般氧流量为 1～5L/min，通常经鼻导管或面罩给氧。在室温下，可达 30%～50% 的体湿度 9.76mg/L。其湿化的性能随气流量增加而下降，如 2.5L/min 体湿度为 38%～48%，而氧流量 8L/min 时，则降至 33%～35%。湿化效果取决于气泡式湿化器的设计结构和医用氧气的流量。

（二）湿化器的加温

通过加热器，如电热棒增加水温，应＜50℃，以增加水的蒸发，相对湿度达40％，相当于体温饱和湿度的含水量。吸入气体温度32～34℃，绝对湿度30mg/L，相对湿度85％～100％。近年来发现呼吸机相关性肺炎与呼吸机管道内冷凝水相关，为克服加温后的吸入气体进入患者气道之前形成冷凝液，在吸气管道内安置加热导线，通过监测湿化器内和患者吸入气前的温度，来调节吸入气管道的温度维持在33～36℃，避免冷凝液的形成。

一般湿化器内常用蒸馏水或煮沸冷却的自来水，系低渗液体，具有通透至细胞内的能力。达到湿化稀释黏稠分泌物，又能湿润气道内细胞的作用。临床上最常用的湿化液是蒸馏水和生理盐水。国外新的护理操作常规已不将滴注生理盐水作为气管插管及气管切开的常规护理操作，而且实验证明，无菌蒸馏水和0.45％盐水湿化效果优于生理盐水，因为生理盐水进入支气管内水分蒸发快，钠离子沉积在肺泡支气管形成高渗状态，引起支气管水肿，不利于气体交换，而0.45％盐水吸入后，对气道无刺激作用。通常认为，蒸馏水稀释黏液的作用强，但刺激性较盐水强，故在分泌物稠厚，量多，需积极排痰的患者宜应用蒸馏水；经常湿化、维持呼吸道正常生理和排痰功能则用盐水。通过实验证明，1.25％碳酸氢钠作为湿化液，其碱性具有皂化功能，可使痰痂软化，痰液变稀薄，其湿化效果也明显优于生理盐水。此外，真菌在碱性环境中不宜生存，故碳酸氢钠还有抑制真菌生长的作用。

（三）湿热交换器（HME）

又称人工鼻。采用多层吸湿性材料组成细孔纱网，当呼出饱和湿度的气流经人工鼻时，吸附呼出气中80％的水分和热量；以待吸入外界干燥气进入人工鼻内得以加温湿化。人工鼻可随着患者的呼吸不断利用呼气中的热及湿度来温湿吸入气，它能起到一定的湿化作用。由于它产生重复呼吸，会增加一些无效腔，而且也可能增加感染机会。

（四）气道内直接滴注液体

气管插管或气管切开的患者，在无湿化器时，可通过细塑料管向气管内滴入生理盐水，0.2～0.3mL/min（250～375mL/d），滴入液流量以使痰液稀薄，容易咳出为宜，如痰液黏稠结痂，表明湿化不够；如发生频繁咳出稀薄分泌物，应考虑滴入液量过多。

湿化液量取决于室温、体温、空气湿度、通气量大小、患者吸入气量的多少、痰液的量和性质等因素，以每日≥250mL，速度以10～20mL/h为宜，但确切的量需视临床情况调整。痰液黏稠程度和引流是否通畅是衡量湿化的可靠指标，如分泌物稀薄，能顺利通过吸痰管，没有结痂或黏液块咳出，表明湿化满意；如痰液过分稀薄，而且咳嗽频繁，听诊肺部和气管内痰鸣音多，需要经常吸痰，提示湿化过度，应酌量减少湿化量；反之表明湿化不够。将痰液黏稠度分为：Ⅰ度（稀液），痰如米汤或白色泡沫样，能轻易咳出，吸痰后玻璃接管内无痰液滞留；Ⅱ度（中度黏痰），痰的外观较Ⅰ度黏稠，需用力才能咳出，吸痰后有少量痰液在玻璃接管内壁滞留，但易被水冲洗干净；Ⅲ度（重度黏稠），痰的外观明显黏稠，常呈黄色并伴有血痂，不易咳出，吸痰时吸痰管因负压过大而塌陷，玻璃接管内壁上留滞有大量痰液且不易用水冲净。根据此分度，湿化液用量：Ⅰ度痰每次2mL，间隔2～3小时；Ⅱ度痰每次2～4mL，间隔1小时；Ⅲ度痰每次4～8mL，间隔0.5小时。

四、呼吸衰竭患者湿化器的临床应用

鼓泡式湿化器常用于鼻导管或面罩吸氧，以湿化吸入气体。注意Ⅱ型呼吸衰竭患者要避免高浓度氧气吸入，以防加重二氧化碳潴留。经鼻或口鼻面罩机械通气治疗时，犹在张口呼吸的患者，应给予加温湿化氧疗。以减少冷空气刺激，湿化痰液，通气量的增加有助于稀释分泌物排除，保持呼吸道通畅，减少感染机会。加热湿化器主要应用于创伤性（气管插管或气管切开）机械通气的呼吸衰竭患者，必要时，可给患者定时地（早晚）用生理盐水5～10mL注入气管内，反复灌洗数次，以保持呼吸道通畅，避免因分泌物结痂、阻塞气道所致的炎症或肺不张的发生。在加热湿化的过程中，应避免过高温度，若吸入气>40℃，可损害气道黏膜纤毛运动。湿化过度会引起黏膜水肿、支气管痉挛，增加气道阻力，肺顺应性下降。

在整个湿化过程中，为避免医院内交叉感染，必须对多种机械用具进行定期消毒，如鼓泡式湿化器、加热湿化器、连接管道、面罩等。

五、雾化吸入治疗法

药物雾化吸入治疗的目的是输送治疗剂量的药物到达靶向部位。对于肺部病变患者，雾化给药与其他给药方式相比，可达到较高的局部药物浓度，减少全身不良反应。微小的液体微粒或固体微粒悬浮于空气中，前者称为雾，后者称"尘"。目前以气雾剂、雾化器（挤捏式、喷射、超声、泵式）和干粉吸入剂的3种主要雾化吸入给药方法，达到雾化吸入治疗的目的。呼吸衰竭患者雾化吸入药液达到引流痰液、解痉平喘目的。

（一）雾化吸入治疗法的影响因素

影响雾化吸入疗法的因素包括气溶胶在肺内的分布及其对机体的作用，此与其气溶胶的理化特性及其药理作用，以及呼吸系统对气溶胶的相互作用有关。

1. 雾粒的重力沉积

重力影响悬浮颗粒的沉积，根据 Stoke 定律，颗粒的沉积率 ≈ 密度 × 直径的平方，雾粒直径增加1倍，其重力作用增加4倍。密度（比重）越高的颗粒，在气流速度低的气道中越易沉积。由于下呼吸道截面积大、层流，气流慢，则微颗粒在气道内停留时间长，有利于重力沉积。直径 1～5μm 的颗粒主要沉降在 10～17 级支气管即周围气道和肺泡，其中 3～5μm 的气溶胶易沉积于支气管和传输气道，< 1μm 的颗粒主要沉降于细支气管壁和肺泡。2014 年雾化治疗专家共识（草案）推荐肺内沉积的气溶胶直径大小最佳范围为 1～5μm，建议选择雾化器时要了解雾化装置产生气溶胶的大小。

2. 颗粒惯性碰撞

气溶胶随气流进入气道时，惯性大小与其质量和速度成正比，颗粒越大，越倾向于直线运动，因大气道总截面积小，气流速度快，加上鼻咽部的弯曲和旋转，气管支气管的分叉，直至小叶支气管为湍流，使直径 > 5μm 的雾粒因惯性冲撞沉降于大气道，10～15μm 的颗粒几乎 100% 截留在鼻咽部。

3. 气体分子动力作用

< 1μm 的气溶胶颗粒，类似分子形式的布朗（Brownian）运动，悬浮于空气中，可产生雾粒之间、雾粒与气体分子、雾粒与气道壁之间相互碰撞。< 0.1μm 颗粒除少量沉降在终末呼吸性支气管和肺泡表面，被肺泡巨噬细胞吞噬，进入肺

间质、淋巴管或血液循环外，90%被再次呼出体外。

4. 颗粒本身的物理特征

高张溶液倾向于吸收水分使颗粒增大，低张溶液易于丢失水分使颗粒变小。另在加温湿化气体中运行，将使颗粒体积增大。

5. 患者的通气类型对吸入疗法的影响

（1）吸气流量低可减少由于惰性效应引起气溶颗粒过早沉积，也有利于重力和运动活力的时间延长，改善颗粒沉积。

（2）屏气 15 秒可使 < 0.1μm 的颗粒沉积率增加。

（3）深呼气后深吸气可增加含有气溶胶的潮气量，又利于吸入气体分布均匀。经口呼吸可避免鼻对雾粒的截留，使较多的雾粒沉积于下呼吸道。

6. 吸入药物的药动学

雾化吸入药物可作用于气道黏膜各类感受器和药物受体，调节气道直径、气道黏液的量和成分的组成、纤毛运动，以发挥其净化和屏障作用。雾化吸入的可溶性颗粒沉降在气道黏膜，可被局部吸收，但吸收率在各个部位有所不同。脂溶性药物能溶于生物膜类脂质中，较易吸收，且与其脂 / 水分配系数相关联；而水溶性药物是通过生物膜的膜孔来吸收，其吸收率与分子大小呈负相关，则小分子药物吸收率高，大分子难以吸收。

肺泡上皮细胞和肺毛细血管的厚度仅 0.5 ~ 1μm，故肺具有良好的吸收能力，吸收的物质能快速地流往全身，易形成肺泡与血流间的浓度差，更有利于药物吸收。肺泡膜的吸收要比支气管黏膜吸收速率大 1 倍。

如需药物在肺内局部发挥作用，应使该药物在肺内滞留时间长，可延长其药物作用时间，应选择在气道内具有局部活性高，吸收至全身时很快灭活的药物，如糖皮质激素的吸入可减轻或避免全身的不良反应。相反，需在全身发挥作用，应选择在呼吸道黏膜吸收好，局部代谢低的药物，如色甘酸钠干粉吸入在气道吸收快，且不在肺内代谢，15 分钟达血浆峰浓度。

（二）雾化气 ORA 装置和技术

1. 定量吸入器（MDI）

定量吸入器是目前雾化吸入疗法中应用最广泛的吸入技术，MDI 的"驱动力"是氯氟碳（CFC），常称为氟利昂。常用的配方是将微粒化的药物颗粒混悬于 2 个或 3 个非极化的 CFCs 中形成混悬液，以达到所要求的气雾压力和喷射特性。理想的微粒化的药物颗粒直径在 1 ~ 5（2.8μm）需用表面活化剂（山梨醇、卵磷脂）减少颗粒积聚，气雾罐内压力为 300 ~ 500kPa，MDI 在低温或高压下罐装（此时助推剂呈液态）。MDI 的主要组成部分是定量活瓣，每次瓣膜开放可精确地送出（25 ~ 100μl）溶液，助推剂遇到大气压后突然蒸发而迅速喷射，喷雾在喷口的速度 > 30m/s，初始液滴的直径 > 30μm，由于空气的阻力，速度迅速减缓，液滴蒸发而迅速减小。

MDI 产生的气溶胶在正确地吸入后，只有小部分（约 10%）的药物达到肺内的作用部位，80% 沉积于口咽部，9.8% 留存于气雾装置。沉积在口咽部的药物吞咽后，在血液中被稀释（如 β_2 受体激动药）、或由肝代谢而失活（糖皮质激素）、或经胃肠道排出体外（色甘酸钠）。MDI 的优点是便于携带，随时可用，价廉、不用消毒，因而在过去几十年中得到广泛的应用。但其疗效与正确掌握吸入的技术密切相关，吸入方法如下。

（1）摘下喷嘴盖，摇晃吸入器。

（2）呼气至残气位。

（3）将喷嘴放入口内，合上双唇，在开始吸气的同时，按下吸入器顶部将药物喷出，做慢（0.5L/s）而深的吸气，直至肺总量。

（4）吸气末屏气约 10 秒。

（5）缓慢呼气。休息 2 分钟后，再重复一次全过程。

MDI 的主要缺点是患者不能正确和协调地完成吸气和喷药的动作，尤其在老人与儿童中因吸气流量不足，深吸气 - 屏气动作衔接不好，影响吸入效果。另在肺活量严重减少的患者吸入到下呼吸道的药量大为减少，影响疗效，反会增加口咽部的药量沉积而引起不良反应。为此研制生产不同类型的储雾器（spacer）作为吸气嘴的延伸，使用时先将药物喷入储雾器内，随后患者反复数次吸入储雾器内的气雾和药物，这样可避免喷药与吸药的不同步，当气雾到达患者时的速度变慢，雾粒变小，从而减少了药物微粒在口咽部的沉积提高了疗效，减少不良反应。要注意新的塑料储雾器带有很强静电，会使药物微粒吸附在器壁上。可采用不产生静电的不锈钢或器壁上涂上金属的储雾器。

MDI 助推剂氟利昂可损耗臭氧，削弱大气臭氧层对紫外线吸收的屏障作用。蒙特利尔会议规定到 2010 年全球禁止生产、销售和使用 CFCs。为保护大气臭氧层，而 HFC-134a（1，1，1，2- 四氟乙烷）和 HFC-227ea（1，1，1，2，3，3，3- 七氟丙烷）已得到美国 FDA 和欧共体批准作吸入气雾抛射剂。

2. 干粉吸入器

患者的吸气是干粉吸入器的驱动力，故不需要使用 MDI 时吸气和撤喷药动作的协调，但需要较高的吸气流量，病情严重或小儿因最大吸气压力低，影响吸入效果。干粉吸入器不需要助推剂 CFCs，克服了氟利昂效应和环境问题。目前市场有单剂量和多剂量两种干粉吸入器。

（1）单剂量吸入器

如旋转式或转动式吸入器，使用时，将内盛干粉的胶囊装进吸入器，旋转吸入器，用其针刺破胶囊后，患者做深吸气带动吸入器的旋转桨叶片搅拌干粉，药粉微粒随之被吸入，约 5% 药物吸入肺内。与 MDI 相反，干粉吸入器需要快速吸气，以使药物 - 载体（乳糖或葡萄糖）混合物或大的药物颗粒解聚。一组支气管哮喘儿童的研究表明，快速吸气（71 ~ 130L/min）和中速吸气（60 ~ 80L/min）比慢速吸气（30 ~ 50L/min）疗效好。

（2）多剂量吸入器

常用的有碟式和涡流式吸入器，吸入器内一次可装多个剂量。其中碟式吸入器内装 8 个剂量，拉推滑盘转动一个剂量，拉起盖壳的连接针，穿破内装药粉囊泡，从吸嘴处用力将干粉吸入，吸后屏气数秒，然后慢呼吸。其最佳吸入流量为 60L/min。药物由微粒化药物颗粒组成，形成疏松的聚积物，直径约 1μm，占据了剂量碟上的储存器，剂量碟由一系列小的圆锥孔组成，当吸入器底座相对罐身旋转时，这些孔重复充满药粉。患者吸气时，吸入气流通过锥形孔将药粉带出，药物通过一对狭窄的螺旋管道，由于涡流和管道壁的机械作用药物解聚，达到合适大小（< 5μm 直径）。吸入肺部沉降率高于 MDI。吸入流量 60L/min 和 30L/min 的疗效相仿，但 < 30L/min，药物的疗效将降低。多剂量吸入器的药粉在肺内沉积较好，与 MDI 相仿，操作简单，携带方便，并可反复使用。

3. 喷射式雾化器

喷射雾化器由压缩空气或氧气气流作为驱动力，其高速气流通过细孔喷嘴时，根据 Venturi 效应，在其周围产生负压，由于 Bernoulli 作用，雾化液从毛细管被吸引进入气流中，经高速气流的粉碎，并在表面张力的作用下形成雾滴，大的颗粒占 90% 以上，小的雾粒被吸入呼吸道，大的雾粒撞击在挡板上又回到储存器上重新雾化。临床上常用支气管扩张药、祛痰药、糖皮质激素、抗过敏和抗微生物药液，通过喷射雾化器进行吸入治疗。药液量每次一般 4～6mL，驱动器流量为 6～8L/mim 对黏性较大的抗生素溶液需 10～12L/min 的气流量，患者缓慢地吸气（0.5L/s），持续时间 5～15 分钟。氧气气流作为驱动力的雾化方式适于 I 型呼吸衰竭，不适于 II 型呼吸衰竭。

用手挤压橡胶囊产生压缩空气来形成气溶胶，由于压缩空气压力低、气流量小、产生的雾量较少，且雾粒较大。这类挤压式雾化器的药物雾化吸入，主要应用于治疗鼻、咽喉部和口腔疾病，在呼吸衰竭患者较少应用。

4. 超声雾化器

超声雾化器所需的能量由压电晶片高速振荡产生，其振荡频率为 1～3MHz，气溶胶雾粒直径大小与振荡频率成反比。震动越强，产生的雾粒越多而细。超声雾化器产生的气雾量比喷射雾化器多，但产生的雾粒较大（3.7～10.5μm）在肺内的沉降率为 2%～12%。超声雾化器有加热药物的倾向，有可能破坏蛋白质，因此不能用于含有蛋白质的药物，如激素等。

5. 气管插管、机械通气患者雾化吸入技术与设备

气管插管患者常需雾化吸入支气管舒张药来治疗支气管痉挛。然而气管插管像一道屏障，阻碍气溶胶进入下呼吸道，若欲达相同的疗效，一般需要较高的剂量。气管插管患者常选用小容量雾化器（SVN），将 SVN 安置于通气机的 Y 形管或管路的复式接头上，位于通气机和 Y 形管之间。雾化器的驱动力可用压缩空气或连续氧气气流。研究显示，机械通气患者应用 SVN 时，仅有 3% 的气溶胶沉降于肺。但如果雾化器以复式接头与通气机管道连接和只在吸气时开放，那么可显著增加患者吸入的气溶胶量。机械通气时应用 SVN 可发生以下问题：污染的雾化器可以是通气机回路内细菌性气溶胶的来源。当应用定容通气模式时，来自 SVN 的连续气流增加潮气量和相关压力。来自 SVN 的连续气流产生一偏流，当应用辅助通气模式（如压力支持通气、辅助-控制通气），需产生负压来触发时更加困难。此外，SVN 气溶胶的连续气流也可损害某些通气机的呼气流量传感器。机械通气时应用 SVN 的技术见表 4-1。

气管插管患者也可以应用 MDI。现市场上有很多接口可用于将 MDI 安装于通气机回路上。这些设计不同的接口均可用于临床，尚无资料证明哪种接口比其他接口更好。研究表明：气管插管患者应用 MDI 时 3%～6% 的气溶胶微粒通过

气管导管，机械通气时应用 SVN 效果与应用 MDI 差不多，而应用 MDI 的好处是可避免与应用 SVN 相关的各种问题，其价格低廉。若患者可短暂中断机械通气，那么也可采用 MDI 气雾剂经 18～22WG（标准金属丝量规）粗细，长度与气管导管相仿的细长导管喷射吸入，也可获得理想效果。机械通气时应用 MDI 的技术见表 4-2。

表 4-1　机械通气患者应用 SVN 的操作步骤

1. 将雾化药液放入雾化器
2. 将雾化液稀释到所需的容量（一般为 4～6mL，根据雾化器的要求而定），保证最大的产雾效果
3. 将雾化器插入通气机吸气管回路，离 Y 形管至少 30cm
4. 将雾化器的驱动气流量调至 6～8L/min
5. 调整通气机潮气量 10～15mL/kg（成人 ≥ 500mL），设置通气频率每分钟 8～12 次，如果可能，调整吸气时间 / 呼吸周期时间 ＞ 0.3
6. 如果需要的话，根据通过雾化器的额外气流量酌情调整每分通气量
7. 将湿化器旁路或从回路中除去人工鼻
8. 关闭通气机中的 "flow by" 或连续流量模式
9. 开动雾化器，应用过程中观察雾化器的产雾情况
10. 轻拍雾化器侧壁可减少雾化器无效腔量
11. 连续雾化直到没有气雾再发生
12. 从通气机回路中卸下雾化器
13. 重新将通气机参数调整到雾化治疗前状态
14. 观察患者的治疗反应和不良反应

表 4-2　机械通气患者应用 MDI 的操作步骤

1. 辅助通气时，将潮气量调至 ＞ 500mL（成人）
2. 调整吸气时间（除吸气暂停时间以外）大于整个呼吸周期的 0.3
3. 保证通气机的呼吸与患者的吸气同步
4. 强烈地摇动 MDI
5. 将 MDI 的贮罐装入位于通气机吸气回路上的圆筒形贮雾器上的接口
6. 在通气机送气开始时揿动 MDI，使之与患者呼吸同步。若应用雾化器，在机械送气之前 1～2 秒或接近呼气末揿压 MDI，取决于呼吸频率

（续表）

7. 在吸气末允许吸气后屏气 3～5 秒（可按通气机的吸气末屏气钮）
8. 让患者被动呼气
9. 在 20～30 秒后重复揿动，直至达到药物总剂量
10. 将通气机调整到雾化吸入前的参数
11. 观察患者的治疗效果和不良反应

（三）雾化吸入给药的现状

作为特殊的给药途径，通过雾化吸入给药，可以达到缓解支气管痉挛、稀化痰液、防治呼吸道感染的作用。在许多呼吸系统疾病，如慢性阻塞性肺疾病、支气管哮喘等疾病中，均可以使用雾化吸入治疗。由于雾化吸入具有药物起效快、用药量少、局部药物浓度高而全身不良反应少等优点，在呼吸系统疾病治疗中，雾化吸入已成为重要的辅助治疗措施。目前常用的可供吸入的药物有以下 9 种。

1. 选择性 β_2 肾上腺素受体激动药

β_2 肾上腺素受体激动药雾化吸入，有松弛呼吸道平滑肌，增强纤毛清除功能，抑制炎症细胞释放递质，降低血管通透性等功能。选择性好的 β_2 受体激动药，如沙丁胺醇和特布他林雾化吸入能直接作用于呼吸道平滑肌，5 分钟起效，作用时间达 4～5 小时，是主要用于控制支气管哮喘急性发作症状的平喘药。另选择性好的 β_2 肾上腺素受体长效激动药，如福莫特罗 1 次 12μg 和沙美特罗 1 次 20μg，其作用时间长达 12 小时，每日 2 次，特别用于控制夜间支气管哮喘发作和防止晨间通气功能的下降；主要用于慢性支气管哮喘和经常有喘息症状的慢性阻塞性肺疾病的维持治疗与预防发作。

2. 抗胆碱药

是胆碱能 M 受体阻断药，如异丙溴化托品阻断平滑肌上 M 胆碱受体，抑制胆碱能神经对平滑肌的控制，使气道平滑肌松弛，气道扩张，对大支气管的作用强于周围小支气管。其起效时间慢，吸入后 30～90 分钟平喘作用达顶点，持续时间为 4～6 小时。喷雾吸入为 1 次 40μg，每日 4～6 次。雾化吸入溶液为 1 次 2mL（5μg），每日 3～4 次。新型选择性 M_1 与 M_3 受体阻断药近年来应用广泛，化学成分为噻托溴铵，包括德国的思力华与国产日晴速乐吸入药。作用时间 24 小时，成人 18μg，每日吸入 1 次即可。在治疗胆碱能神经对气道控制能力强的慢性阻塞性肺疾病患者有良好的疗效，同样对睡眠时胆碱能神经张力高的夜间发作性支气管哮喘也有较好的疗效。由于胆碱能受体阻断药与 β_2 肾上腺素受体激动药作用机制不同，将两者联合应用，对扩张支气管平滑肌有协同效应，如异丙溴化托品（21μg）与沙丁胺醇（120μg）的混合 MDI 制药异丙托溴铵。另有维持作用长达 15 小时的抗胆碱药噻托溴铵，1 次 10～20μg，每日 2 次。

3. 糖皮质激素的吸入治疗

目前，糖皮质激素已成为治疗支气管哮喘最有效的抗感染药物，能降低气道反应性，上调气道平滑肌 β_2 肾上腺素受体数目和功能、抑制速发和迟发支气管哮喘反应、修复气道上皮炎症损伤，改善临床症状和通气功能。理想的吸入性糖皮质激素在药效学上应有高的糖皮质激素受体亲和力、高的局部抗感染活性和高的糖皮质激素受体特异性；而在药动学上，应有口服生物利用度低、能增加肺组织的摄取和储存、肺 / 全身之比高，全身吸收后可被肝脏首过代谢失活，全身清除迅速，并对下丘脑 – 垂体 – 肾上腺轴（HPA）抑制作用小的特点。脂溶性高的糖皮质激素，易透过细胞膜，能较多地具备上述理想条件。目前，吸入型的糖皮质激素如丙酸氟替卡松（FP）、二丙酸倍氯米松（BDP）和布地奈德（BUD）等，其脂溶性大小顺序为 FP ＞ BDP ＞ BUD。增加脂溶性能加快糖皮质激素与其受体相结合，从细胞内移出慢，且会增加对糖皮质激素受体亲和力，延长在肺组织的停留时间，从而增强糖皮质激素的局部抗感染作用。FP 的脂溶性比 BUD 大 300 倍，FP 和 BUD 与糖皮质激素受体的亲和力分别为 20 和 7.8。由于 BUD 在肝内代谢灭活要比 BDP 快 3～4 倍，所以 BUD 的全身不良反应，尤其对 HPA 的抑制作用要比 BDP 小。成人 BDP ＞ 1.5mg/d 会抑制 HPA。

一项 FP 500mg，每日 2 次吸入治疗慢性阻塞性肺疾病 3 年的研究发现，FP 在治疗的早期（6 个月）能改善 FEV_1，但 6 个月以后至 3 年，并不能改善 FEV_1 的年递减率，可减少支气管哮喘发作次数，减缓健康状态（生活质量）的年递减率。

4. 色甘酸钠

是稳定肥大细胞膜，减少肥大细胞释放组胺及其他过敏性递质，抑制迷走神经和气道内效应器兴奋，缓解支气管痉挛的药物。对过敏性和运动性支气管哮喘有预防作用，一般在运动前或接触诱发因素前 10～15 分钟吸入色甘酸钠气雾剂，可避免或减轻支气管哮喘发作。若为季节性的支气管哮喘患者，提前 1～3 周雾化吸入色甘酸钠也可取得较好疗效。吸入剂量 1 次 20mg，每日 3 ～ 4 次，治疗支气管哮喘应持续使用 4 ～ 6 周，它与 β_2 激动药和糖皮质激素配合吸入，以控制支气管哮喘和减少吸入糖皮质激素的药量。但是，近几年的支气管哮喘治疗 GINA 方案对此药物的推荐明显弱化，主要是不同患者疗效差异很大，总体效果难以确定，对支气管哮喘导致的呼吸衰竭已经难以奏效。

5. 酮替芬

具 H_1 受体阻断和抗感染抗过敏作用，还有增强或协同 β_2 受体激动药的效应。富马酸酮替芬气雾剂（鼻吸入），1 次 0.4mg，每日 2 ～ 3 次，治疗过敏性鼻炎和气道高反应性有较好的疗效。对反复发作支气管哮喘呼吸衰竭的预防可能有价值。

6. 祛痰药

（1）溴己新：又名必嗽平，能使痰黏蛋白纤维分化断裂，降低痰液黏度变稀，利于痰咳出。雾化吸入 0.2% 溶液，1 次 2mL，每日 2 ～ 3 次。

（2）盐酸氨溴索：包括沐舒坦和开顺两种品牌。系溴己新的有效代谢产物，具有调节分泌细胞质液与黏液的分泌比例，并使黏液分泌正常化，增加溶液层的厚度，增加纤毛摆动，易将痰排出，还具刺激肺泡 I 型细胞合成及分泌表面活性物质的作用。此外，可提高抗生素（如红霉素、阿莫西林、氧氟沙星等）在呼吸道分泌物中的浓度。通常雾化吸入 1 次 15 ～ 30mg，每日 2 ～ 3 次。而大剂量应用还有抗感染抗氧化作用，减少花生四烯酸代谢产物—白三烯生成，对各种诱因的 ARDS 有一定效果。同时，在围术期减少肺不张相关的呼吸衰竭发生率，已经被心胸外科及上腹部大手术患者广泛接受。

（3）N- 乙酰半胱氨酸还原剂：雾化吸入，其中巯基（-SH-）能与痰黏蛋白的二硫键（-S-S）结合使之裂解，分解黏蛋白，液化后易于咳出。因该药有刺激性气味可引起支气管痉挛。另有胰蛋白酶和糜蛋白酶溶液等蛋白水解酶，能分解蛋白质，溶解黏液，易使痰液咳出。因这些生物制剂雾化吸入可发生过敏反应，故限制了它们的应用。

7. 抗感染药的雾化吸入

有研究表明，雾化吸入抗生素对呼吸系统感染有一定的治疗作用。吸入疗法致使呼吸道局部有高的药物浓度，全身吸收少，不良反应小。间歇或短期预防性吸入抗生素可以有效降低上呼吸道革兰阴性菌的菌落形成率。目前，临床上将抗生素的雾化吸入，主要用于治疗重症患者合并革兰阴性菌感染的医院获得性肺炎。需要注意的是覆盖在呼吸道上皮的表层液体为等渗液，pH 为中性。吸入抗生素的渗透压过高或 pH 过低会引起咳嗽，甚至导致气道痉挛。

（1）抗生素的雾化吸入：硫酸妥布霉素和头孢他啶的 pH 适于吸入给药，吸入的抗生素应溶于生理盐水中，浓度为 100mg/mL。氨基糖苷类雾化吸入对肾损害小。由于抗生素的雾粒大，主要沉积在大气道，对口咽部及上呼吸道细菌感染可能有效，如咽喉炎。而在肺实质感染的疗效较差，尚缺乏循证医学研究结论。长期雾化治疗可导致耐药菌的产生。至今对雾化吸入抗生素的疗效尚存在争议。常用的雾化吸入抗生素有青霉素、卡那霉素、庆大霉素、妥布霉素等。多黏菌素 E 因静脉使用造成较严重的肾毒性和神经毒性使其应用受到限制，这使人们去探索静脉之外的给药途径。近年的体外研究表明其雾化吸入具有良好的物理稳定性，动物研究显示雾化吸入多黏菌素较静脉注射具有更好的上皮细胞衬液浓度，提示雾化吸入多黏菌素治疗肺部感染较静脉途径给药具有更大的潜力。国内学者研究应用多黏菌素 E 1 次 50 万 U 雾化吸入，每 6～8 小时 1 次，能够有效治疗泛耐药的铜绿假单胞菌感染，无明显不良反应。上述研究为临床应用多黏菌素开辟了一条有希望的途径。

（2）抗真菌药物的雾化吸入：用两性霉素 B 雾化吸入 1 次 5～10mg，每日 2～4 次，对防治肺真菌感染有良好疗效；近期的研究表明旨在提高两性霉素 B 的溶解性和稳定性进而提高其生物学效应的新的赋形剂脱氧胆酸钠与两性霉素 B 混合制成的吸入粉剂较两性霉素 B 有较少的毒性和较高的生物学活性。另有报道雾化吸入两性霉素 B 脂质体可有效降低化疗导致的中性粒细胞减少症，患者侵袭性曲霉菌感染的发生率，并较少引起中毒性肾损害。

（3）抗病毒感染的雾化吸入：用利巴韦林雾化吸入治疗合胞病毒性肺炎，对流感 A 型、B 型和副流感也有较好疗效。扎那米韦是选择性流感病毒神经氨酸酶抑制剂，其干粉吸入，可直接到达感染部位，能抑制 A 型和 B 型流感病毒复制，1 次 10mg，每日 2 次；卡氏肺囊虫肺炎：雾化吸入喷他脒 1 次 600mg，与静脉滴注同时治疗，可提高其疗效。

8.表面活性剂

用二棕榈酰磷脂酰胆碱溶液雾化吸入，治疗急性呼吸窘迫综合征，可降低肺表面张力，改善换气功能所致的缺氧。

9. 克矽平（聚 –2– 乙烯吡啶氧化合物）

克矽平为高分子化合物，具有保护吞噬细胞功能，并可和矽形成氢键而吸附之，降低矽尘致纤维化作用。以 4% 克矽平水溶液 8mL（320mg）雾化吸入，具有延缓和稳定矽肺病变的作用。

（四）雾化吸入药物的误区

虽然有些药物可以稳定配伍，但混合后其空气动力学特性可能改变，温度、配制后的储存时间、混合后雾化杯中液体量的增大都可能影响雾化效果。在临床上，经常见到将一些静脉用药如糖皮质激素、氨茶碱、庆大霉素等作为雾化吸入的药物使用，是不可取的。糖皮质激素的注射剂型如地塞米松、氢化可的松等经呼吸道局部雾化吸入时，产生的雾化颗粒较大，达不到 3 ~ 5μm 的有效颗粒，因而药物只能沉积在大气道。由于其结构中无亲脂性基团，因而与糖皮质激素受体的亲和力较低，局部抗感染作用弱。其水溶性较大，与气填黏膜组织结合较少，肺内沉积率低，很难产生疗效。茶碱虽然可以扩张支气管，但对气道上皮有刺激作用，故临床上不主张用于雾化吸入治疗。庆大霉素由于其分子中含多个羟基和碱性基团，属碱性、水溶性抗生素，在碱性环境中呈非解离状态，作用效果好。而脓痰的酸性和厌氧环境常影响氨基糖苷类的抗菌活性，故此类药物用于雾化吸入有一定局限性。有动物实验表明，庆大霉素既会对气道黏膜产生刺激作用，从而引发炎性反应，气道内炎症细胞及递质聚集，继发性自由基损害等；又会对气道黏膜产生毒性，使气管黏膜上皮表面黏液纤毛清除功能受损。另外，有研究者发现，使用生理盐水 1mL 加庆大霉素 4 万 U，每日 2 次雾化吸入，在第 7 日时可导致巨噬细胞的吞噬功能下降，削弱了肺部清除病原体的能力。在临床使用雾化吸入治疗时，医务人员除了要注意选择药物及其配制等因素以外，还应该注意根据患者的情况及时调整雾化吸入药物的配伍，以达到雾化吸入的最佳效果。

（五）雾化吸入的临床应用及其不良反应防治

1. 雾化吸入疗法

应根据患者的病情需要，合理选用适宜而有效的雾化吸入方式，并可联合使用有效的药物，从而提高雾化吸入的效果。

危重的支气管哮喘和慢性阻塞性肺疾病伴呼吸衰竭的患者，因其支气管痉挛、气道炎症及分泌物引起气道阻力增加，肺进一步充气过度，致使深吸气量显著减少，呼吸浅速，患者无法配合有效地使用 MDI 治疗。此时应采用带定量吸入储雾器或喷射式雾化器串联于呼吸机近患者吸入的通气管道中，进行无创（经鼻或口鼻面罩）或有创（气管插管或气管切开）机械通气雾化吸入。一般先用 β_2 受体激动药和胆碱能阻断药，隔 15~20 分钟后再吸入糖皮质激素或祛痰药，如需抗感染，需加用抗生素溶液雾化吸入。应注意 β_2 受体激动药吸入过量可引起低钾，心率加速和心律失常等不良反应。而抗胆碱能阻断药几乎无不良反应，可反复多剂量使用，以便尽快舒张支气管，改善通气功能。若无条件进行机械通气，可采用定量吸入器（MDI）配合简易呼吸器进行经口鼻面罩辅助通气雾化吸入治疗。在手放简易呼吸囊的同时，有学者将各种药物颗粒喷入简易呼吸器空气入口，进入呼吸囊，随后捏呼吸囊，使囊内雾粒经面罩进入呼吸道。一般经数小时的治疗，可取得显著疗效。对一些年老体弱，或呼吸功能明显受损的患者，宜以慢而深，且吸气后停顿的腹式呼吸方式，采用喷射式雾化吸入治疗。轻、中度支气管哮喘或呼吸功能稍差者，常用 MDI 吸入治疗法，必要时加用储雾器吸入。

2.雾化吸入在围术期呼吸衰竭防护作用

胸腹部手术的围术期气道管理非常重要，如果不能进行正确的评估和施予恰当的预防治疗措施，则有可能引起严重的气道肺实质感染甚至使手术功亏一篑，乃至危及患者的生命。

围术期的气道管理首先需要对患者术前、术中及术后的肺部并发症危险因素进行评估。针对不同时期的危险因素、感染风险采取相应的预防措施。其中呼吸道的管理至关重要，包括鼓励并协助患者尽早进行深呼吸及有效咳嗽，保持呼吸道通畅，并根据患者的具体情况辅以抗菌药物、糖皮质激素及支气管扩张药等措施。

临床常用气道管理药物的给药方式有静脉、口服和雾化吸入 3 种，由于雾化吸入药物直接作用于气道，具有起效快、所需药物剂量小、全身不良反应少等优点，临床使用的喷射雾化吸入治疗尤其适用于手术患者。雾化吸入药物剂量调节方便，可同时辅助供氧，并联合其他药物治疗。禁用超声方式进行雾化治疗。

雾化吸入对于有慢性气道炎症性疾病如慢性阻塞性肺疾病、支气管哮喘、支气管扩张症、气道黏液高分泌状态等的患者有较强的应用指征及防治效果。糖皮质激素可有效缓解支气管哮喘症状，提高生活质量，改善肺功能，降低气道高反应性，控制气道炎症，减少急性发作次数和严重程度，以及降低病死率（证据级别Ⅰ级，推荐级别 A 级）。

吸入糖皮质激素用于慢性阻塞性肺疾病的治疗可改善患者症状，提高肺功能和患者生活质量，并减少急性加重的次数（证据级别Ⅰ级，推荐级别 A 级）。研究表明，在拔管前 12～24 小时给予糖皮质激素可减轻拔管后的气道损伤，并降低拔管后气道炎症（如喉头水肿、喘鸣等）及肺部并发症等的发生率。对于术前有气道高反应性和肺功能下降的高危因素的患者，如年龄＞65 岁、肥胖、有吸烟史、支气管哮喘和慢性阻塞性肺疾病等，推荐术前 1 周和术后 3 个月进行雾化吸入糖皮质激素治疗，每日 2～3 次。

吸入支气管扩张药在围术期综合治疗中应适量、适时地使用。治疗气道炎症，预防和减少围术期肺部并发症最有效的手段就是联合使用吸入糖皮质激素和支气管扩张药。围术期使用支气管扩张药可有效降低迷走神经张力，缓解反应性高张力高阻力状态，预防支气管痉挛及其他围术期并发症，是保障患者快速康复的重要措施之一。麻醉诱导期预防性给予支气管扩张药可减少慢性阻塞性肺疾病患者全身麻醉气管内插管时支气管痉挛的发生，并降低患者插管后的气道压力和气道阻力，提高围术期安全性（证据级别Ⅱ级，推荐级别 B 级）。

对于可自主咳痰的患者，围术期应用黏液溶解药，可在舒张并湿化气道的基础上，溶解和稀释气道内黏痰，利于痰液排出。胸外科手术患者在围术期使用黏液溶解药可稀化痰液，易于排痰，减轻炎症反应，减少术后并发症的发生（证据级别Ⅱ级，推荐级别 B 级）。

3.雾化吸入不良作用

以下不良作用应予以重视。

（1）湿化或雾化吸入器的湿度太高，会降低吸入氧浓度，尤其在超声雾化吸入的患者，可有 30%～60% 动脉血氧分压下降，感胸闷气急加重。对这类患者应提高吸氧浓度，或用氧气为驱动力的喷射式雾化器雾化吸入。

（2）应注意避免少数患者因吸入低渗溶液、温度过低或雾粒刺激呼吸道表面感受器，诱发支气管痉挛，在雾化治疗前适当使用支气管扩张药。

（3）对雾化器进行定期消毒，建议雾化器一人一用并及时消毒，使用后冲洗干燥。避免在雾化器雾化吸入治疗中引起呼吸道交叉感染。

（4）为避免雾化药物的二次暴露，建议尽量选择 pMDI 或 DPI 等呼吸驱动的雾化器，机械通气患者接受雾化治疗时，建议在呼吸机的呼气端连接过滤器。

第五章　重症患者的镇痛与镇静

　　重症患者的安全与舒适是 ICU 治疗的重要目标，除了努力寻找患者不适的原因并加以解决之外，镇痛镇静治疗必不可少。对重症患者而言，其所处的治疗环境充斥着各种监护与支持仪器的报警声、昼夜不熄的灯光及紧张忙碌的医务人员。在这个陌生的环境之中，对自身疾病的担忧与恐惧、种类繁多的医疗、护理操作、体内置留的各种管道及肢体制动等因素，使疼痛、焦虑、烦躁、睡眠不足甚至谵妄如影随形，给患者带来极大的困扰。恰当的镇痛镇静方案可有效减轻疼痛的不良影响，缓解上述精神症状，减少氧耗，降低应激并可达到有益的遗忘。然而，过度的镇痛镇静治疗因其药物的不良反应也可能抵消给患者带来的上述益处，甚至增加患者死亡的风险。因此，准确、客观、定时地评估患者的疼痛与焦虑，结合患者本身病情制订合理的镇痛镇静方案，精确地制定镇痛镇静药物的用量，使之发挥最佳效能，才能体现镇痛镇静的临床价值。

第一节　重症患者的镇痛

　　疼痛是源于损伤、炎症刺激，或情感痛苦而产生的一种不适的感觉。重症患者疼痛的诱因包括原发疾病、手术、各种监测治疗措施及长期卧床等。疼痛导致机体应激反应增高、睡眠不足和代谢改变，进而出现疲劳和定向力障碍，同时伴有组织耗氧增加、心动过速、凝血功能异常、免疫功能抑制等。疼痛还可刺激疼痛区域周围肌肉的保护性反应，引起全身肌肉僵直或痉挛等，限制了胸壁和膈肌运动，进而造成呼吸功能障碍。镇痛是为减轻或消除机体对痛刺激的应激及病理生理损伤所采取的治疗措施。由于疼痛往往是患者焦虑与躁动的原因，因此在实施镇静治疗之前，应首先评估并给予充分的镇痛治疗。

一、疼痛的评估

（一）疼痛评估的必要性

疼痛是一种主观感受，因此具有很大的个体差异。并非所有的患者都有疼痛的经历。Puntillo（蓬蒂洛）观察了 171 例在 ICU 接受治疗的重症患者，只有 40% 有疼痛的感受。这提示对所有的 ICU 患者进行盲目的镇痛，势必增加不必要的镇痛药物的使用甚至滥用。因此，在镇痛之前需要对患者的疼痛进行评估。这需要与患者直接进行沟通，根据患者的主观感受来评估。对于部分难于直接交流的重症患者（如机械通气的患者），可以根据患者疼痛相关的行为（运动、面部表情和姿势）和生理指标（心率、血压和呼吸频率）来间接地评判。

（二）评价疼痛的常用工具

常用的疼痛评分方法包括：①语言评分法，以 0 分（不痛）至 10 分（疼痛难忍）来代表不同的疼痛程度，由患者自己选择不同分值来量化疼痛程度；②视觉模拟法（VAS），用 1 条 100mm 的水平直线，两端分别设定为不痛和最痛，由测试者在最接近自己疼痛程度的地方画垂线标记，以此来量化其疼痛强度；③数字评分法（NRS），采用 1 条 0 ~ 10 刻度的标尺，0 代表不疼，10 代表疼痛难忍，由患者从上面选一个数字进行疼痛描述；④面部表情评分法（FPS），由 6 种面部表情及 0 ~ 10 分（或 0 ~ 5 分）构成，程度由不痛到疼痛难忍，由患者选择图像或数字来反映最接近其疼痛的程度；⑤术后疼痛评分法（PrinceHenry 评分法），该方法主要用于胸腹部手术后疼痛的测量，从 0 至 4 分共分为 5 级（表 5-1），若术前与患者充分约定，术后用 5 个手指即可表示疼痛程度；⑥非语言疼痛评分，根据患者的运动或体征来判断疼痛的程度，适用于不能进行交流的患者（表 5-2）。

表 5-1　术后疼痛评估法

分　值	描　　述
0	咳嗽时无疼痛
1	咳嗽时有疼痛
2	安静时无疼痛，深呼吸时有疼痛
3	安静状态下有较轻疼痛，可以忍受
4	安静状态下有剧烈疼痛，难以忍受

表 5-2　非语言疼痛评分

	0	1	2
表情	无表情或微笑	偶有痛苦或皱眉表情	频繁痛苦或皱眉表情
活动	安静平卧、体态自如	小心谨慎或缓慢地移动	烦躁不安，活动过多或制动
姿势	安静平卧、手自然放置	夹板状体位、紧张	僵硬或强直
体征Ⅰ	4 小时内生命体征稳定，无明显变化	4 小时内出现以下任意一点：收缩压＞ 20mmHg，心率每分钟＞ 20 次，呼吸频率每分钟＞ 10 次	4 小时内出现以下任意一点：收缩压＞ 30mmHg，心率每分钟＞ 25 次，呼吸频率每分钟＞ 20 次
体征Ⅱ	皮肤温暖、干燥	瞳孔变大、出汗、面色潮红	大汗、面色苍白

　　疼痛评估应包括疼痛的强度、部位、特点、加重及减轻因素，最可靠的评估是患者的自我描述。前 5 种评分方法的有效性和可靠性已为多个研究证实，相互间的一致性和重复性也较好，但这几种方法均需要患者能够进行交流。对于接受机械通气或有意识障碍的患者则可选择非语言疼痛评分，根据其与疼痛相关的行为和生理指标来评价患者的疼痛程度，但应尽量避免不同观察者的主观影响。疼痛评估的要点在于根据患者的具体情况选择适当的方法，定时评估并记录，依据其动态变化来评价镇痛的效果并指导调整镇痛方案。

二、疼痛的治疗

（一）常用的镇痛方法

1.非药物治疗疼痛

既包括生理因素，又包括心理因素。在实施镇痛治疗之前，应尽可能去除或减轻可能导致患者疼痛或躁动的原因，如尿潴留、床上异物、环境干扰及体位不适等因素。给予心理安慰、物理治疗及改善环境等非药物治疗措施，减轻患者疼痛。

2. 药物镇痛

ICU 常用镇痛药物包括阿片类镇痛药（吗啡、芬太尼、瑞芬太尼及舒芬太尼等）；非阿片类中枢性镇痛药曲马多；非甾体类抗炎药（乙酰氨基酚等）。需要根据患者的疾病和个体特点，结合镇痛药物的药理学性质来选择适宜的药物。

（1）阿片类镇痛药：所有阿片受体激动药的镇痛作用机制类似，通过与阿片受体的结合来抑制中枢的疼痛反应。但不同药物在组织胺释放、用药后峰值效应时间以及作用持续时间等方面存在较大的差异。阿片类药物的主要不良反应包括呼吸抑制、血压下降、胃肠蠕动减弱和精神错乱等。此类药物多通过肝代谢、肾清除，在老年或合并肝、肾功能不全患者应用中需要注意其相关的不良反应。

①吗啡强效镇痛药：适用于严重创伤、烧伤、晚期癌症等所致的疼痛。ICU患者常推荐静脉给药，可迅速达到血浆有效血药浓度，常以 3～5mg 为负荷剂量，以 0.1mg/min 的维持剂量给药。治疗剂量的吗啡对血容量正常患者的心血管系统一般无明显影响。对于心肌梗死而血压尚正常的患者，有镇静、减轻心脏负担的作用，可有效缓解心源性肺水肿所致的哮喘。吗啡有呼吸抑制、增加平滑肌张力、颅内压升高等不良反应，对于呼吸功能受损、颅内压增高、支气管哮喘、排尿困难、休克及肠梗阻等患者应慎用或禁用。

②芬太尼：其镇痛效价是吗啡的 100～180 倍，由于其亲脂的特点，静脉注射后起效快，作用时间短，但重复用药后可导致明显的蓄积和延时效应。对心血管功能影响小，能抑制气管插管时的应激反应，不释放组胺。快速静脉注射芬太尼可引起胸壁、腹壁肌肉僵硬而影响通气。慎用或禁用于无人工气道、支气管哮喘、高敏和重症肌无力患者。

③瑞芬太尼：新型的短效 μ 受体激动药，可被组织和血浆中非特异性脂酶迅速水解，其代谢基本不受肝、肾功能影响，可用于短时镇痛的 ICU 患者，多采用连续输注。和其他的阿片类药物一样，瑞芬太尼也存在机体耐受，随使用时间增加，镇痛药量也不断增加。同时也存在恶心、呕吐、呼吸抑制、心动过缓、低血压和肌肉强直等不良反应，但上述不良反应在停药后数分钟内即可消失。此外，在停用瑞芬太尼后可能出现疼痛过敏现象。

④舒芬太尼：镇痛作用约为芬太尼的 5 ~ 10 倍，作用持续时间为 2 倍。与瑞芬太尼比较，舒芬太尼在持续输注过程中随时间剂量减少，但唤醒时间延长。

⑤哌替啶：镇痛效价为吗啡的 1/10，大剂量应用时可出现神经兴奋症状，如欣快、谵妄、震颤、抽搐等，肾功能不全患者易出现药物蓄积。呼吸抑制的作用较弱，但成瘾性较强。多用于床旁短小手术、清创换药等短期使用。不宜作为 ICU 持续镇痛的选择。

（2）非阿片类镇痛药：曲马多属于非阿片类中枢性镇痛药，具有双重作用机制，除作用于 μ 受体外，还抑制神经元突触对去甲肾上腺素和 5- 羟色胺的再摄取，并增加神经元外 5- 羟色胺的浓度，从而调控单胺下行性抑制通路，影响痛觉传递而产生镇痛作用。其镇痛强度约为吗啡的 1/10。治疗剂量不抑制呼吸，大剂量则可使呼吸频率减慢，但程度较吗啡轻，对心血管系统基本无影响。适用于术后轻度和中度的急性疼痛治疗和老年人镇痛。

（3）非甾体类抗炎药（NSAIDs）：通过非选择性、竞争性抑制前列腺素合成过程中的关键酶 – 环氧化酶（COX），从而达到镇痛效果，代表药物如对乙酰氨基酚等。对乙酰氨基酚可用于治疗轻度至中度疼痛，它和阿片类联合使用时有协同作用，可减少阿片类药物的用量。主要不良反应包括消化道出血和肝肾功能不全，在低血容量、高龄和既往有肾功能不全的患者中，尤其要警惕。由于其镇痛作用起效慢、效果不确切、不良反应较多等原因，在 ICU 镇痛中较少使用，常用于缓解长期卧床患者的轻度疼痛和不适。

（4）局部麻醉药：局部麻醉药主要用于术后硬膜外镇痛，其优点是用药剂量小、镇痛时间长、镇痛效果好。目前，常用药物为丁哌卡因和罗哌卡因。丁哌卡因的镇痛时间比利多卡因长 2 ~ 3 倍，比丁卡因长 25%，但高浓度会导致肌肉无力、麻痹，从而延迟运动恢复，降低其浓度可大大降低这些并发症的发生率。罗哌卡因对心脏和神经系统的安全性高于丁哌卡因，小剂量时对痛觉神经纤维具有选择性，对痛觉神经纤维的阻断优于运动神经纤维。局部麻醉药加阿片类药物用于硬膜外镇痛，不但可降低局部麻醉药的浓度及剂量，镇痛效果也得到增强，镇痛时间延长。但吗啡和芬太尼在脑脊液中的长时间停留可能导致延迟性呼吸抑制。此外，硬膜外镇痛还可发生恶心、呕吐、皮肤瘙痒、血压下降及神经相关并发症。

3. 患者自控镇痛（PCA）

对预估术后伴有疼痛的清醒患者，可经静脉、硬膜外或皮下预留 PCA 泵给药，可做到及时、迅速、自主地个体化用药，镇痛效果好且呼吸抑制发生率低。

4. 神经干镇痛

对术后患者或创伤患者，可根据其创伤或术野部位，选择相应的蛛网膜下间隙或硬膜外间隙给予局部麻醉药或阿片类药物进行局部镇痛。这些技术特别适用于血管外科、胸外科、腹部手术及矫形手术后。

5. 周围神经阻滞

周围神经阻滞作为外科和创伤后镇痛的特有方式，可单次注射，也可连续应用。它包括以下 3 种。

（1）肋间神经阻滞：对胸、腹手术切口及肋骨骨折非常有效。其优点是起效快，胸部或上腹部镇痛作用好，可减轻肌肉痉挛，不影响患者深呼吸和有效咳嗽，降低术后肺功能不全的程度。缺点是需反复多次注射给药，不能消除内脏或腹膜深部疼痛且穿刺有一定技术难度及风险。

（2）臂丛神经阻滞：主要用于上肢手术后镇痛。

（3）下肢周围神经阻滞：适用于下肢手术镇痛。周围神经阻滞法对重症患者呼吸、循环功能影响小，当神经干阻滞和胃肠道外给药有禁忌或不适时，可选用该方法。

第二节　重症患者的镇静

镇痛是镇静的前提。当疼痛的充分缓解、体位的适当改变、言语的安慰等非药物方法都不能够让患者安静下来时，就需要使用镇静药物来消除患者的焦虑与烦躁，提高人机协调性、减少呼吸做功并增加患者的舒适感。镇静过程中仍然需要定时评估患者的镇静深度，合理选择药物、适时调整剂量、加强监测，避免过度镇静带来的相关不良反应，才能做到最恰当的镇静。

一、镇静的评价

定时评估镇静程度有利于调整镇静药物及其剂量以达到预期目标。理想的镇静评分系统应使各参数易于计算和记录，有助于镇静程度的准确判断并能指导治疗。目前，临床常用的镇静评分系统有 Ramsay 评分、Riker 镇静躁动评分、肌肉活动评分法、RASS 评分等主观性镇静评分及脑电双频指数（BIS）等客观性镇静评估方法。

（一）镇静的评估

1.Ramsay 评分

临床上使用最为广泛的镇静评分。分为 0~6 分，分别反映 3 个层次的清醒和睡眠状态（表 5-3）。Ramsay 评分简单易用，但缺乏特征性的指标区分不同的镇静水平。

表 5-3　Ramsay 评分

分　数	描　述
1	患者焦虑、躁动不安
2	患者配合，有定向力、安静
3	患者对指令有反应
4	患者嗜睡，对轻叩眉间或大声听觉刺激反应敏捷
5	患者嗜睡，对轻叩眉间或大声听觉刺激反应迟钝
6	患者嗜睡，对刺激无任何反应

2.Riker 镇静、躁动评分（SAS）

根据患者 7 项不同的行为对其意识和躁动程度进行评分（表 5-4）。

表 5-4　Riker SAS 评分

分　值	描　述	定　义
7	危险躁动	拉拽气管内插管，试图拔除各种导管，翻越床栏，攻击医护人员，在床上辗转挣扎
6	非常躁动	需要保护性束缚并反复语言提示劝阻，咬气管插管
5	躁动	焦虑或身体躁动，经言语提示劝阻可安静
4	安静合作	安静，容易唤醒并服从指令

（续表）

分 值	描 述	定 义
3	镇静	嗜睡，语言刺激或轻轻摇动可唤醒并能服从简单指令，但又迅即入睡
2	非常镇静	对躯体刺激有反应，不能交流及服从指令，有自主运动
1	不能唤醒	对恶性刺激无或仅有轻微反应，不能交流及服从指令

3.肌肉活动评分法（MAAS）

与 SAS 评分类似，通过 7 项指标来描述患者对刺激的行为反应（表 5-5），也有较好的可靠性和安全性。

表 5-5 肌肉活动评分法

分 值	定 义	描 述
6	危险躁动	无外界刺激就有活动，不配合：拉扯气管插管及各种导管，在床上翻来覆去，攻击医务人员，试图翻越床栏，不能按要求安静下来
5	躁动	无外界刺激就有活动，试图坐起或将肢体伸出床沿。不能始终服从指令（如能按要求躺下，但很快又坐起来或将肢体伸出床沿）
4	烦躁但能配合	无外界刺激就有活动，摆弄床单或插管，不能盖好被子，能服从指令
3	安静、配合	无外界刺激就有活动，有目的地整理床单或衣服，能服从指令
2	触摸、叫姓名有反应	可睁眼，抬眉，向刺激方向转头，触摸或大声叫名字时有肢体运动
1	仅对恶性刺激有反应	可睁眼，抬眉，向刺激方向转头，恶性刺激时有肢体运动
0	无反应	恶性刺激时无运动

4.RASS 评分（RASS）

通过目语及身体刺激来评估患者镇静水平（表 5-6）。

表 5-6 RASS 评分

分 值	程 度	描 述
+4	有攻击性	有明显的攻击和暴力倾向，甚至对医务人员造成伤害
+3	非常躁动	试图拔出身上的管道或对医务人员很粗鲁
+2	躁动	频繁地无目的地移动身体，人机配合不良
+1	不安	焦虑或忧虑，但体动不剧烈
0	清醒平静	清醒的自然状态
−1	昏昏欲睡	未完全清醒，呼之可睁眼，可以保持清醒超过 10 秒
−2	轻度镇静	呼之可睁眼，但保持清醒的时间少于 10 秒
−3	中度镇静	声音刺激反应但不能睁眼
−4	深度镇静	对声音刺激无反应，对身体的刺激有反应
−5	昏迷	对声音和身体刺激均无反应

5. 脑电双频指数（BIS）

BIS 可以定量评估患者意识状段，它通过测定脑电图线性成分（频率和功率）、分析成分波之间的非线性关系（位相和谐波），将代表不同镇静水平的各种脑电信号进行标准化和数字化处理，转化为可量化指标。BIS 值 100 代表清醒状态，0 代表完全无脑电活动状态（大脑皮质抑制），85 ~ 100 为正常状态，65 ~ 85 为镇静状态，40 ~ 65 为麻醉状态，低于 40 可能呈现爆发抑制。

理想的镇静水平是既能保证患者安静入睡又易被唤醒。应在镇静治疗开始时就明确所需的镇静水平，定时、系统地进行评估和记录，随时调整镇静用药以达到并维持所需的镇静水平。

二、谵妄的评估

谵妄是重症患者常见的并发症，其特点为兴奋与嗜睡交替，有定向力障碍和不协调行为。可发生于任何年龄患者，老年人更常见。常见原因有：①严重的躯体疾病；②低氧血症；③水电解质酸碱失衡；④疼痛；⑤低血糖；⑥酒精戒断症状；⑦某些药物可诱发，如阿片类、氯胺酮、巴比妥类药物。目前，推荐使用 ICU 谵妄诊断的意识状态评估（CAM-ICU）来对谵妄进行诊断（表 5-7）。由于谵妄的发生可导致患者的其他并发症的发生率大大增加，延长患者 ICU 留滞时间，甚至导致患者死亡风险增加，因此应积极预防谵妄的发生，一旦发生需早期识别并处理。

表 5-7　ICU 谵妄诊断的意识状态评估

评价指标	
（1）精神状态突然改变或起伏不定	患者是否出现精神状态的突然改变？过去 24 小时是否有反常行为，是时有时无或者时而加重时而减轻？过去 24 小时镇静评分（SAS 或 MAAS）或 GCS 是否有波动
（2）注意力散漫	患者是否有注意力集中困难？患者是否有保持或转移注意力的能力下降？患者注意力筛查（ASE）得分多少（如：ASE 的视觉测试是对 10 个画面的回忆准确度；ASE 的听觉测试是测试患者对一连串随机字母读音"A"时点头或捏手示意）
（3）思维无序	若患者已撤机拔管，需要判断其是否存在思维无序或不连贯。常表现为对话散漫离题、思维逻辑不清或主题变化无常。若患者在戴呼吸机状态下，检查其能否正确回答以下问题：①石头会浮在水面上吗？②海里有鱼吗？③一磅比两磅重吗？④你能用锤子砸烂一颗钉子吗？在整个评估过程中，患者能否跟得上回答问题和执行指令。①你是否有一些不太清楚的想法？②举这几个手指头（检查者在患者面前举 2 个手指）。③现在换只手做同样的动作（检查者不用再重复动作）
（4）意识程度变化（指清醒以外的任何意识状态，如：警醒、嗜睡、昏睡或昏迷）	清醒：正常、自主地感知周围环境，反应适度 警醒：过于兴奋嗜睡，瞌睡但易于唤醒，对某些事物没意识，不能自主、适当地交谈，给予轻微刺激就能完全觉醒并应答适当 昏睡：难以唤醒，对外界部分或完全无感知，对交谈无自主、适当的应答；当予强烈刺激时，有不完全清醒和不适当的应答，强刺激一旦停止，又重新进入无反应状态 昏迷：不可唤醒，对外界完全无意识，给予强烈刺激也无法进行交流

注：若患者有特征（1）、（2）、（3）或（1）、（2）、（4）都可诊断为谵妄

三、镇静的方法

（一）非药物治疗

当患者出现焦虑、烦躁等临床表现时，在实施镇静治疗之前，应尽可能地去除引起患者躁动的原因，如缺氧、疼痛、组织灌注不足等。通过调整呼吸支持力度改善缺氧，可减轻患者呼吸窘迫感，有助于缓解患者的焦虑和紧张。通过心理安慰、物理治疗、药物等方式减轻患者疼痛，也有利于患者保持安静状态，充分

镇痛后甚至可以避免使用镇静药物。当患者存在组织灌注不足，特别是脑灌注不足时，也可引起意识状态改变，此时改善全身组织灌注就成为缓解患者烦躁的首要目标。

（二）常用的镇静药物

适度的镇静可以降低患者的紧张、焦虑及躁动，减轻机体的应激反应，提高其对机械通气等各种 ICU 诊疗措施的依从性和耐受能力，同时改善睡眠质量。达到一定剂量的镇静药物还可以带来"顺行遗忘"，消除和（或）减少大脑对 ICU 治疗过程中不良体验的记忆，这对保护重症患者的心理健康至关重要。镇静治疗可以说是 ICU 繁多综合治疗的基础。理想的镇静药物应具备以下特点：起效快、"剂量 – 效应"可预测，半衰期短、无蓄积，对呼吸循环抑制小，代谢方式不依赖肝、肾功能，具有抗焦虑与遗忘作用，停药后能迅速恢复，价格低廉等。目前，尚无能符合以上所有要求的药物。苯二氮䓬类和丙泊酚是目前 ICU 最常用的镇静药物，右美托咪定由于其兼有镇痛作用、起效迅速、呼吸抑制弱等优点，是有潜力的临床镇静新药。

1.苯二氮䓬类

通过与中枢神经系统内 γ – 氨基丁酸（GABA）受体的相互作用，产生剂量相关的催眠、抗焦虑、镇静、抗癫痫和顺行性遗忘作用，是较理想的镇静、催眠药物。该类药物本身无镇痛作用，与阿片类镇痛药有协同作用，使用时可明显减少阿片类药物的用量。苯二氮䓬类药物存在较大的个体差异，高龄、肝功能、肾功能受损患者药物清除减慢，肝酶抑制剂也会影响其代谢，用药上须按个体化原则进行调整。

ICU 常用的苯二氮䓬类药物为咪达唑仑和劳拉西泮，两者皆为亲脂性药物，容易在脂肪组织产生蓄积作用。咪达唑仑可快速透过血 – 脑屏障而快速起效（≤ 1 分钟），起效时间比劳拉西泮短，药物经肝代谢，肝功能受损患者药物作用时间明显延长。咪达唑仑的代谢产物也具有药理活性，肾功能不全的患者更容易发生蓄积。持续输注咪达唑仑可导致患者苏醒延迟，高剂量、长时间输注还会导致谵妄的发生、药物耐受以及戒断症状等不良反应。劳拉西泮的亲脂性不如咪唑安定强，起效时间也慢一些，代谢产物无药理活性，较适用于肾功能不全的患者。长期使用劳拉西泮可因其溶剂丙二醇导致急性肾小管坏死、代谢性酸中毒及高渗状态。呼吸抑制是苯二氮䓬类药物共同的潜在不良反应，可导致呼吸频率减慢、潮气量减少。西咪替丁、红霉素和其他细胞色素 P450 酶抑制药可明显减慢上述药物的代谢率。

苯二氮䓬类药物有其相应的竞争性拮抗药 – 氟马西尼，可逆转其中枢镇静作用，但应慎重使用。

2. 丙泊酚

丙泊酚因其起效快、作用时间短、撤药后迅速清醒，镇静深度呈剂量依赖性，容易控制的特点，成为临床广泛使用的镇静药物。丙泊酚可引起暂时性呼吸抑制和血压下降、心动过缓，对血压的影响与剂量相关，低血容量和心功能不全者易受影响。由于其作用时间短暂，临床镇静时多采用注射泵持续缓慢静脉输注方式，肝、肾功能不全对丙泊酚的药动学参数影响不明显，长时间使用也可出现药物耐受。

丙泊酚的溶剂为乳化脂肪，长时间持续应用可导致高三酰甘油血症，对此类患者进行营养支持时，需考虑这部分热量的供给。因乳化脂肪易被污染，故配制和输注时应注意无菌操作，单次药物输注时间不宜超过 12 小时。丙泊酚综合征（PRIS）是一组罕见但致命的临床综合征，最初发生于小儿，成人也有报道，目前无统一的定义，多指长时间（＞ 48 小时）、大剂量＞ 5mg / (kg·h) 输注丙泊酚后出现的以高脂血症、横纹肌溶解、严重代谢性酸中毒、肾衰竭和严重心力衰竭等为主要表现的临床综合征，可导致心搏骤停。

丙泊酚具有减少脑血流、降低颅内压（ICP），降低脑氧代谢率的作用。用于颅脑损伤患者的镇静可减轻 ICP 的升高，因其半衰期短，停药后快速清醒，有利于神经系统评估。

3. 右美托咪定

右美托咪定是一种高效、高选择性的 α_2 肾上腺素受体激动药，兼具镇静镇痛和抗交感活性。右美托咪定的镇静作用部位在脑干的蓝斑，可产生类似自然睡眠状态的镇静效果，易唤醒。因能保持良好的定向力，故谵妄发生率低，镇痛效应产生于脊髓水平。右美托咪定无呼吸抑制作用，呼吸机撤离前不需停药。对心血管系统具有双向调节功能，负荷剂量时产生血管收缩作用，维持剂量因对中枢抗交感神经的抑制作用产生血管扩张，持续输注时对血流动力学影响小，可有低血压和心动过缓，停药后恢复，不会产生心血管系统的反弹效应。

目前的临床研究表明，与咪达唑仑相比较，达到同等程度的镇静目标时，右美托咪定引起的谵妄发生率、机械通气时间明显减少。其主要的不良反应是心动过缓和低血压，但发生率相对较低，避免负荷剂量过大，同时以小剂量开始输注，可有效减少上述不良反应。长期输注仍然有戒断症状的表现，如躁动、心动过速、低血压等。

（三）谵妄的治疗

镇痛和镇静药物都可能导致和加重谵妄症状，必须及时治疗。需要仔细辨别焦虑、躁动与谵妄，切忌单纯地增加镇静药物，以免意识障碍加重，谵妄症状加剧。但对于危险躁动或有其他精神症状的患者则必须药物予以控制，防止意外发生。谵妄诊断确立的患者应积极寻找引起谵妄的原因，针对病因进行治疗。

医学界曾认为氟哌啶醇可以治疗谵妄，但最新的谵妄指南提示：没有已发表的证据显示应用氟哌啶醇可缩短 ICU 成人患者的谵妄持续时间。而非典型抗精神病药则可能缩短 ICU 成人患者的谵妄持续时间。但对于有尖端扭转型室性心动过速风险（如基础 QT 间期延长、合并使用已知可延长 QT 间期药物、曾经发生过尖端扭转型室性心动过速）的患者，不建议使用非典型抗精神病药治疗谵妄。对于和乙醇（酒精）或苯二氮䓬类药物撤除无关的成人 ICU 患者发生的谵妄，输注右旋美托咪啶比输注苯二氮䓬类药物更有利于缩短谵妄持续时间。

此外，一些简单的非药物方法如调整体位、改善睡眠，促使患者早期活动、每日唤醒等可有效减少谵妄的发生。

神经肌肉阻滞药在部分严重急性呼吸衰竭的患者，为了提高呼吸系统的顺应性，降低"人机对抗"及患者的氧耗，在充分镇痛镇静的基础可考虑肌松药的使用。由于肌松药有可能造成患者神经肌肉功能的损害甚至长期肌肉麻痹等不良反应，导致延迟脱机，故仅在严重低氧血症、严重癫痫持续状态等患者，在镇痛镇静充分的情况下考虑短期使用。

顺苯磺酸阿曲库铵由于其特殊的 Hoffmann 清除方式，不依赖于肝、肾功能，无组胺释放等的特点，是 ICU 患者推荐使用的肌松药。

在临床上常用的神经肌肉阻滞药还包括氯化琥珀胆碱、罗库溴铵、维库溴铵等。

（四）镇静药物的使用方法

1. 给药方式

ICU 镇静药的给药方式应以持续静脉输注为主，首先应给予负荷剂量以尽快达到镇静目标，然后给予维持量持续泵入。间断静脉注射一般用于负荷剂量的给予，以及短时间镇静且无须频繁用药的患者。经消化道及肌内注射给药多用于辅助镇静效果。短期镇静中丙泊酚与咪达唑仑临床效果相似，长期（＞3 日）镇静中丙泊酚较咪达唑仑苏醒更快、拔管更早。给予负荷剂量时，两药物均可引起呼吸抑制、血压下降等不良反应，应注意缓慢、分次给药，同时密切观察、评估患者意识和神志状况。镇静维持中也需要密切监测，根据患者的情况及时调整药量。

2. 镇静目标

重症患者镇静的理想目标是使患者处于"安全与舒适"的状态。镇静治疗既要让患者处在恰当的镇静水平，满足患者舒适和临床监测治疗要求，又要尽可能减少镇静药物相关的不良反应。因此，应根据患者的个体情况预先设定镇静目标，与整个医疗、护理人员充分告知与沟通，共同根据此目标及时调整镇静药物剂量，尽量避免因目标不同而导致镇静不足或镇静过度。需定时评估镇静状态，超过 3 日的持续镇静，为避免药物蓄积和镇静过度，可在定时评估的基础上实施每日唤醒计划。恰当的"每日唤醒"方案可减少用药量、缩短机械通气时间和 ICU 滞留时间，降低并发症发生率。唤醒期间需严密监护，一旦"唤醒"即应重新镇静至镇静目标，以避免镇静状态破坏后患者躁动加剧、氧耗增加甚至自行拔除气管插管等风险。

持续镇静治疗 1 周以上，即可产生药物依赖性和停药时的戒断症状。若停药时患者表现出躁动、焦虑、震颤、恶心、呕吐、出汗、流涕、声光敏感性增加、谵妄和癫痫发作时即要考虑为戒断症状。此时不应快速中断镇静药物，而应有计划地逐渐减量。

第六章　康复护理评定

第一节　康复评定概述

康复评定是对患者功能状况和潜在能力的判断，也是对患者各方面的资料收集、量化、分析并与正常标准进行比较的过程，是康复医学的重要组成部分。也就是用客观的方法有效和准确地评定残疾者功能障碍的种类、性质、部位、范围、严重程度和预后。具体方法如下。

第一，测量是用公认的标准去确定被测对象某一维度或方面的计量值。

第二，评估是根据一定的要求去确定 1 种或多种测量结果与价值的方法。

例如：篮球教练去选队员，测得某人身高 2.2m，据篮球队员的标准，估计符合要求，因为此身高符合既定标准，此为通过了评估，但不能依据评估作出最后的决定。

第三，评定是根据测量和评估的结果对患者作出最后判断的行为。如上例，身高不是篮球队员的唯一标准，要做出最后的判定，还需测定其视力、12 分钟跑的距离、100m 速度和灵活性等等，当这些测量结果都合格时，才决定录用，这才是最后的决定——评定。

第四，功能是指组织、器官、肢体的特征性活动。如手的功能是利用工具劳动；足的功能是支撑体重和行走；肺的功能是呼吸；脑的功能是思维等。每项功能特征不同，不能相互取代。当所具有的功能不能正常发挥作用时即称为功能障碍。

第五，能力是指个体的行为能力。个体行为是指完成日常生活活动和集体生活活动而产生的一切外部活动，并在完成上述活动时精神和肉体上所具备的能力。能力的部分或完全丧失即称为失能。

第二节 康复护理评定的目的及步骤

康复护理评定是护理人员对患者的功能状态及潜在能力的判断，通过相关资料的收集及整理与正常标准进行比较、分析，做出判断并提出相关的护理问题。康复护理评定工作从初期评定开始，至末期评定结束，始终贯穿于康复护理全过程。通过评定，可以了解和掌握患者全身状态，以判断障碍的程度、残存的功能、妨碍恢复的因素和恢复的潜力，为制订和修正康复医疗护理措施提供依据。

一、康复护理评定的目的

康复护理评定的目的主要有以下7个方面。

（1）明确康复护理问题。对患者的身体功能、家庭情况、社会环境等情况进行收集分析，掌握其现存的或潜在的护理问题。

（2）确定受损器官水平。对患者身体功能及残存能力进行量化分析，以判定病变器官、组织及全身的功能状态。

（3）对患者身体功能及残存能力进行分析。

（4）为制订康复护理计划提供依据。

（5）作为提供康复护理照顾的基础，对判定康复护理效果提供客观指标。

（6）为残障等级的划分提出标准，为制定回归社会的目标提供依据。

（7）作为康复护理科研的指导资料。

二、康复护理评定类型

（一）根据内容可分为单项评定、个体评定和全面评定

1. 单项评定

如对运动或感觉，手动或步行、心理或语言、皮肤等功能状况评定。

2. 个体评定

主要有日常生活活动能力评定，如 Rarthel 指数和 Kenny 量表。

3. 全面评定

包括个体和社会功能状态评定，如 Pulses 量表、Escrow 量表和 Lres 长期评定系统等。

（二）根据时期及目的不同可分为初期评定、中期评定、末期评定和社区评定

1. 初期评定

初期评定是指在制订康复护理计划和开始实施康复治疗之前所进行的首次评定。其评定内容全面，包括患者功能、能力、社会因素等方面的状况与障碍程度、致残原因、康复潜力及患者对护理的需求，建立患者健康状况的基本资料及康复预后评估资料，这些资料为护理诊断、制订康复计划及康复护理效果评价提供了依据，为护理科研积累了资料。初期评定工作通常在患者入院时进行。

2. 中期评定

中期评定是了解和判断患者经过一段时间的康复治疗和护理后，身体状况及功能改善情况是否有进步及进步程度的方法。通过将中期评定结果与初期评定结果进行比较，分析变化原因，判断康复护理效果，并以此作为调整近、远期目标和康复护理计划的依据。如已达到近期目标，则可制订新的康复护理目标；如果护理效果不明显，或变化与目标不相符合，提示护理方案或方法不当，需要进行修改。中期评定工作一般在患者康复疗程的中期进行，也可根据患者情况组织多次评定。

3. 末期评定

末期评定是指对经康复治疗与护理后患者总的状况的评估。从而判断患者康复治疗与护理的效果，判断是否达到预期目标，对尚存或潜在的问题提出进一步

解决的方法和建议。内容包括患者的日常生活活动能力较入院时提高的程度，生活自理能力和自我护理能力的现状，尚需接受哪些教育和训练，患者目前的心理状态，回归家庭和社会尚存在的问题和困难，回归后的康复护理计划及对存在问题的建议等。末期评定是在康复患者治疗结束即将出院时进行。

4. 社区评定

指康复护士对出院后回归社会的患者所进行的随访追踪评定。这种评定可以了解患者健康状况、功能、和能力状况是否维持原状，进步或退步否，是否需要继续护理指导。社区评定的对象一般以治疗进步缓慢、已不需接受常规康复治疗且又有潜在的护理问题的患者。社区评定的时间不定，内容包括患者 ADL、各种功能恢复情况、各种并发症的预防及预防本身疾病复发的措施。

三、康复护理评定的步骤

（一）康复护理评定的步骤

整体的护理观认为患者的康复包括生理康复、心理康复和社会康复。因此，评定的过程分为 3 个阶段，即收集资料、分析研究和设定目标、制订计划与实施评定按上述 3 个阶段依次循环进行，直至患者康复。

1. 收集资料

患者入院后，护士应立即开始收集患者的情况，收集资料的内容包括主观资料（患者所提供的资料）和客观资料（间接由各种现象或情况中观察测量到的资料）。其内容应包括生理、心理、情绪、社会文化、精神、经济及康复等方面的资料。

（1）患者的一般情况，如姓名、性别、年龄、民族、职业、文化程度及宗教信仰等。

（2）患者此次住院的主要病症、康复目的及初步医疗情况，如患者入院时的情况，包括门诊或急诊、入院方式（步行/平车/轮椅）、主要障碍情况等。

（3）基本生理状态资料，包括生命体征、意识、瞳孔、皮肤、口腔黏膜、四肢及关节活动度、营养状态等，是否带有伤口或引流管。

（4）既往史及药物过敏史。

（5）日常生活活动能力，如每日生活规律及生活自理程度。

（6）认知能力，主要是对患者的记忆、注意及综合思维等方面进行测评。

（7）交流能力，主要是对患者的言语功能状态进行评定。

（8）精神心理状态，主要是心理测验。

（9）运动功能状态。

（10）感觉功能状态。

（11）排泄功能状况。

（12）吞咽功能状态。

（13）社区环境状况。

（14）社会支持状况。

（15）患者及其家属对护理的要求。

2. 分析资料和设定目标

（1）确定问题：通过广泛收集资料，尽量找出患者存在的全部问题。

（2）整理分析资料：在找出全部问题的基础上进行资料的整理，分析各资料之间的关联，判断护理的必要性。

（3）设定护理目标：护理目标应为患者目前所具有的护理问题，且通过护理可以达到期待的结果。明确的护理目标可以引发与评价护理人员对目标实现的动机，提供与决定护理活动的方案，还能作为评定的标准，使患者及护理人员获得成就感和信心。

3. 制订康复护理计划

（1）设定远期目标和近期目标：远期目标是指接受康复治疗和护理的患者最终希望并可能实现的结果，指1个月以上甚至数月之久的目标。近期目标则指比较具体的结果或在某个特定条件下能进行某个活动，指1个月内患者能达到的目标。

（2）制订护理计划：制订计划是评定后解决护理问题的一个决策过程，包括决定护理先后顺序和根据不同的预期目标制定的护理措施。

4. 康复护理评定流程

初期评定→康复护理评定→确定目标→制订护理计划→实施护理方案→中期评定→调整改进护理计划→实施新护理方案→末期评定→确定出院后护理目标→回归社区→社区评定→社区康复护理计划→实施社区康复护理方案→康复。

（二）康复护理评定的注意事项

（1）评定项目既要全面，又要有针对性，根据患者的病情选择适当的评定方法。

（2）评定前要向患者及其家属说明评定的目的和方法，以取得积极配合。

（3）评定的时间要尽量短，动作迅速，不引起患者的疲劳。

（4）为保证评定的准确性，对同一患者的评定要由一人从始至终地进行。

（5）当患者提出疼痛、疲劳时，要变换体位，休息或改日再进行。

（6）检查与测定一般需做 3 次，然后求出平均值。

（7）健侧与患侧要进行对照。

第三节　康复护理常用的评定方法

一、康复护理评定的内容和方法

（一）康复护理评定的内容

康复护理评定是制订康复护理计划过程中的最基础部分，它包括躯体功能、心理功能、社会功能三方面的评定，康复护士应熟练掌握相应的评定内容及方法，通过评定才能提出有关的护理问题，制订出完整的护理计划，以下是康复护理评定的相关内容。

（1）躯体功能评定、肢体功能评定。含肌力评定、关节功能评定、步态分析、感觉、协调与平衡等功能评定。

（2）精神（心理）功能评定。一般包括情绪评定、残疾后心理状态评定、疼痛的评定、失用症和失认证的评定、痴呆评定、非痴呆性认知障碍（注意力、记忆、思维）的评定、智力测定、性格评定等。

（3）言语功能评定。一般包括失语症评定、构音障碍评定、言语失用评定、言语错乱评定、痴呆性言语评定、言语发育迟缓的评定、听力测定和发音功能的仪器评定等。

（4）认知能力评定。一般包括痴呆筛查、记忆功能测验、注意力检测等。

（5）日常生活活动能力（ADL）评定。

（6）皮肤黏膜的评定。

（7）营养状况的评定。

（8）大小便排泄状况的评定（主要针对大小便功能评定内容）。

（9）社区环境评定。

（二）康复护理评定方法

1. 交谈

通过与患者及其家属或患者周围人的直接接触，了解患者功能障碍的发生、持续的时间和发展过程以及对日常生活、工作、学习的影响的有关资料。

2. 观察

除观察患者的全身状况外，重点要观察躯体功能障碍情况，即静态下各种体位，如坐位、立位等以及动态下的状态，如行走、体位转移、生活自理情况。此外，还应从患者的言谈中了解其性格、情绪、智力和社会生活能力等。

3. 身体检查

护士在交谈、观察患者功能状况的过程中，还需对障碍部位的功能做进一步测评，用统一的标准对障碍程度进行量化，其结果便于今后在康复过程中效果评定的对比，也为护理诊断提供了可靠的依据。

4. 填表

填表的方式能迅速收集患者多方面的资料，省时省力提高工作效率。缺点是填表人对表中的项目常难以用文字全面而准确地表达。

第七章　康复治疗方法及康复护理

第一节　物理治疗的方法及康复护理

物理疗法（PT）是应用天然及人工物理因素，并通过神经、体液、内分泌等生理调节机制，达到治疗和康复的方法。物理疗法有广义和狭义之分，广义的物理疗法包括运动疗法、医疗体育、牵引推拿等。狭义的物理疗法是指以其他物理因子如电、光、声、磁、热、力等为主要治疗手段的疗法，也称为理疗。利用日光、温泉、森林、海水、泥沙等自然物理能进行康复的方法，属疗养学范畴。

一、物理疗法

（一）目的

物理疗法是预防和治疗残疾及各种创伤、急性病、慢性病和老年人功能障碍的有效方法，可消除炎症，促进肌肉关节运动，增加血液循环，缓解疼痛挛缩。具有无创、无痛、安全，操作简便，易被患者接受。

（二）分类、适应证及禁忌证

1.电疗法

（1）直流电疗法：将直流电作用于人体以治疗疾病的方法，称为直流电疗法。

①适应证：调节神经的兴奋性，消炎及促进肉芽组织生长。

②禁忌证：高热、恶病质、心力衰竭、急性湿疹、有出血倾向等。目前，由于直流电的治疗作用较弱，且电流稍大易烫伤皮肤，一般多合并使用药物离子导入或感应电治疗。

（2）直流电离子导入疗法：利用直流电将药物离子导入人体以治疗疾病的方法，称为直流电离子导入疗法，简称"离子导入疗法"。这一疗法广泛应用于临床各科疾病的治疗，是常用的电疗方法之一。

①适应证：颈椎病、神经衰弱、血管性头痛、自主神经功能紊乱、软组织感染、静脉炎、术后粘连、瘢痕等。

②禁忌证：急性湿疹；除特殊药物离子导入治疗皮肤溃疡外，一般电极不能置于皮损处；对直流电过敏；出血倾向性疾病。

（3）低频脉冲电疗法：应用频率低于1000Hz，各种波形的脉冲电流治疗疾病的方法，称为低频脉冲电疗法。由于这种电流对感觉与运动神经系统具有强刺激作用，故又称为刺激电疗法。

①感应电疗法：感应电流又名法拉第电流，应用这种电流治疗疾病的方法，叫作感应电疗法。

第一，适应证：失用性肌萎缩、平滑肌肌张力低下、软组织粘连。

第二，禁忌证：出血倾向、急性化脓性炎症、痉挛性麻痹。

②超刺激电流疗法：利用超过一般剂量的电流强度进行低频脉冲电疗的方法，叫作超刺激电流疗法，又称为刺激电流按摩疗法。

第一，适应证：软组织损伤、韧带扭伤或劳损、颈椎病等。

第二，禁忌证：急性化脓性炎症、出血倾向、对直流电过敏患者。

③间动电疗法：在直流电基础上，叠加经过半波或全波整流的低频正弦电流治疗疾病的方法叫作间动电疗法。

第一，适应证：扭挫伤、颈椎病等。

第二，禁忌证：急性化脓性炎症、急性湿疹、出血倾向、对直流电过敏患者。

（4）高频电疗法：在医学上把振荡频率高于1000kHz的交流电列为高频电流应用高频电流治疗疾病的方法称为高频电疗法。

①短波疗法：应用频率为3000～30000kHz的高频电磁波作用于人体的治

疗方法，称为短波疗法。治疗时主要利用高频交流电磁场通过组织时感应出涡流而产生热，故又称为感应热疗法。

第一，适应证：各种亚急性炎症、神经痛、神经功能障碍、肌肉痉挛、外伤血肿等。

第二，禁忌证：恶性肿瘤、活动性肺结核、有出血或出血倾向、急性化脓性疾病。

②超短波疗法：应用 10 ~ 1m 的电磁波作用于人体的治疗方法，称为超短波疗法，又称超高频电场疗法。

第一，适应证：一切炎症、神经痛、劳损、扭伤、挫伤等。

第二，禁忌证：恶性肿瘤、活动性肺结核、心血管功能代偿不全。

（5）微波疗法：应用 1m ~ 1mm 的特高频电磁波作用于人体的治疗方法，称为微波疗法。适应证与禁忌证同超短波疗法。

2. 光疗法

光疗法是指利用阳光或人工产生的各种光辐射能（红外线、可见光、紫外线、激光）作用于人体，以达到治疗及预防疾病的一种物理疗法。理疗中常用的光疗法为红外线和紫外线等。

（1）红外线：红外线光谱位于可见光红光之外故称为红外线，主要由热光源产生，其生物学效应主要是热作用。这种热是一种辐射热或传导热，与超短波等高频及超声内生热不同，因而红外线的热作用表浅。

①适应证：慢性及亚急性炎症如各种类型的慢性神经炎、纤维织炎、关节炎及慢性浅表性溃疡等；外伤性软组织损伤，如肌肉挫伤、韧带损伤等。

②禁忌证：治疗部位感觉缺失、麻醉后感觉未恢复、神志不清及昏迷的患者应禁用或慎用，以防止局部烫伤；头面部治疗时应注意保护眼睛；肢体有动脉阻塞及出血倾向者禁用；新鲜的瘢痕组织不宜用红外线治疗，否则易促进瘢痕生长；急性创伤不应在肿胀部位照射。

（2）紫外线疗法：紫外线波长位于可见光紫光以外，故称为紫外线。利用人工紫外线照射人体治疗疾病的物理疗法称为紫外线疗法。紫外线的主要生物学作用为光化效应，它的绝大部分能量被皮肤角质细胞吸收，其治疗作用是在表皮细胞吸收紫外线后，产生光化作用后的继发反应。紫外线照射皮肤角质细胞后产生一种光化学变化，继之角质细胞分泌各种调节因子，起到消炎、抗过敏等治疗作用。但是紫外线的治疗机制仍不清楚。

①适应证：各种类型的感染及非感染性病变，如痈、甲沟炎、气管炎、带状疱疹、神经炎和关节炎等；过敏性疾病，如过敏性鼻炎、荨麻疹；骨质软化性疾病，如佝偻病、骨质软化症。

②禁忌证：红斑狼疮、活动性肺结核、血小板减少性紫癜、血友病、恶性肿瘤、急性肾炎、重度肾功能不全、重度肝功能障碍、急性心肌炎，对紫外线过敏的皮肤病等。

3. 磁疗法

磁疗法，也称磁场疗法，是应用磁场作用于人体患处，以治疗及预防疾病的一种方法。早在公元前 2000 年，古希腊便有用磁石给人治病的记载。后来阿拉伯人将磁用来治疗肝脏疾病，德国人用于治疗肩酸痛、神经系统疾病。我们的祖先很早就发现了磁的现象，并应用磁石作为中药煎剂治疗某种疾病。近些年来，磁疗发展十分迅速，已出现了磁场疗法、经络磁疗、腧穴磁疗、磁石疗法、磁铁疗法、磁性疗法、磁学疗法、磁穴疗法、经络磁场疗法、经络磁珠疗法和磁化水疗法等磁疗法。

（1）适应证：软组织扭挫伤、关节疾病、神经衰弱、神经血管性头痛、神经痛等。

（2）禁忌证：植入心脏起搏器患者。

4. 超声波疗法

超声波是指频率在 20000Hz 以上，不能引起正常人听觉反应的机械振动波。将超声波作用于人体以达到治疗目的的方法称为超声波疗法。目前理疗中常用的频率一般为 800 ～ 1000kHz。治疗方面除一般超声疗法外，还有超声药物透入疗法、超声雾化吸入疗法、超声复合疗法等。

（1）适应证：临床常用于治疗运动支撑器官创伤性疾病，如腰痛、肌痛、挫伤、肩周炎、颞颌关节功能紊乱、腱鞘炎等；瘢痕、粘连等结缔组织增生，如炎症后硬结，注射后硬结，血肿机化、慢性附件炎等；下行神经炎、神经痛、带状疱疹等。

（2）禁忌证：孕妇下腹部、小儿骨骺处、出血倾向、皮肤破损处。头部、眼睛、心脏、生殖器部位治疗要严格掌握剂量。

二、物理疗法的康复护理

物理疗法的康复护理是根据物理治疗处方在物理治疗过程中对因病、伤、残造成的功能障碍进行功能促进方面的护理。

（一）康复护理评估的内容

（1）患者的年龄、病情、治疗目的、既往史、目前的生命体征、意识状态、血压、呼吸、出血情况、有无呕吐等。

（2）病、伤、残的功能状态、障碍程度和范围、原因、康复的潜力和家庭支持度。

（3）患者对将进行的物理疗法的认识、情绪状态、心理反应、耐受能力、合作程度、近期重大生活事件、对现实的态度和对家属的态度。

（二）康复护理准备

1. 用物准备

（1）理疗设备：各种直流、低频、中频、高频电治疗仪，光疗、磁疗、超声治疗机，冷、热、水疗设备等性能良好，安装连接准确，摆放整齐。插座开关均应安装漏电保护装置，接地稳妥，治疗前各种设备均应做漏电检查。

（2）其他物品：治疗车内根据不同理疗需要备有弯盘、量杯、水温计、注射器、镊子、血管钳、酒精灯、打火机、纱布、棉签、胶布、卫生纸、塑料围裙、水桶等。

（3）药物：钙、锌、黄连素、维生素 C、溴、氯等各种离子导入药物、石蜡、冰块等。

2. 环境准备

整齐、安全、空气流通、温湿度适宜。必要时遮挡患者，以保护患者自尊。

3. 患者准备

（1）做好心理护理，解除患者的恐惧、疑虑，使其乐于接受治疗。向患者介绍治疗方法和作用，讲解有关注意事项。

（2）协助老、弱、行动不便者穿脱衣服，上治疗床。选择舒适、持久、便于操作的体位。

（3）治疗前，进行创面、支具、托架、假肢的处置，检查有无义齿、心脏起搏器、人工关节、金属内固定、随身金属物品等。撤除有碍治疗的随身物品及金属饰品。

（三）康复护理应注意的问题

（1）按物理治疗计划，选择和执行治疗方案，确定治疗时间和强度。严格掌握理疗仪器的操作方法。

（2）明确各种物理疗法的适应证、禁忌证及注意事项。

（3）在治疗中密切观摩病情，了解患者的感觉和反应。有异常情况及时处理和报告医生。

（4）多种康复治疗配合使用时，应注意配伍禁忌，以免影响疗效或产生不良反应。

（5）治疗结束后检查治疗部位避免受伤，之后给予清洁，协助患者穿好衣服，让其休息20分钟，适量饮水，测心率、血压，无不良反应方可离开。

（6）检查、清洁、整理设备和治疗环境。

（四）康复护理评价

（1）临床症状减轻，患者感觉舒适。

（2）操作规范，未发生意外损伤。

（3）护患沟通有效，患者有安全感，愿意配合。

三、运动疗法

运动疗法是根据患者病、伤、残的特点和功能状况，借助治疗器械、手法操作和患者自身的参与，通过主动或被动的运动方式进行训练，以促进患者局部或整体功能康复的治疗方法。

（一）运动疗法分类

运动疗法内容丰富，分类方法很多，如按肌肉收缩的形式分为等张运动、等长运动和等速运动，按用力形式分类为被动运动、主动运动、助力运动、抗阻运动等。

1. 按肌肉收缩的形式分类

（1）等张运动。

（2）等长运动。

（3）等速运动。

2. 按用力形式分类

（1）主动运动。

（2）助力运动。

（3）抗阻运动。

（4）被动运动。

（二）运动疗法的作用

（1）促进血液循环，改善和维持运动器官的功能。

（2）消耗体内能源，促进新陈代谢，增强心肺功能。

（3）补偿丧失的功能，促进代偿功能的形成和发展。

（4）增强内分泌系统的代谢能力，促进矿物质的吸收。

（5）改善神经系统的反应性和灵敏性，提高神经系统的调整和协调能力。

（三）运动疗法的适应证和禁忌证

1. 适应证

（1）运动系统疾病：骨骼、肌肉疾病导致的运动障碍，如骨折、关节术后、畸形、关节炎、颈肩腰腿痛等。

（2）神经系统疾病：脑血管意外、脑性瘫痪、脑外伤、脊髓灰质炎后遗症、周围神经病变等。

（3）内脏器官疾病：慢性支气管炎、支气管哮喘、肺源性心脏病、冠心病等。

（4）其他：肥胖、神经官能症、糖尿病、艾滋病、戒毒后、肿瘤术后恢复期等。

2. 禁忌证

（1）严重衰弱。

（2）脏器功能失代偿期。

（3）感染性疾病。

（4）发热。

（5）剧烈疼痛大出血倾向者。

（6）运动中可能发生严重合并症者。

（四）运动处方

在运动治疗前，康复医师通过必要的临床检查和功能评定，根据评定结果，安排合适的运动治疗项目，规定适当的运动量并注明运动中的注意事项，即为运动处方。康复医生在制订运动处方时应注意以下内容。

在治疗中应遵循的原则：个别对待、循序渐进、持之以恒、及时调整、安全监护。

1. 运动治疗项目

运动治疗项目主要有以下 4 种。

（1）耐力性项目。

（2）力量性项目。

（3）放松性项目。

（4）矫正性项目。

2. 运动治疗剂量

运动治疗剂量是指运动治疗中的总负荷量。运动剂量的大小取决于运动治疗的强度、持续时间和治疗频度 3 个要素。

3. 注意事项

（1）治疗前掌握患者的基本情况，进行心血管功能检查等。

（2）了解患者治疗前的状态，治疗时、治疗后的反应。

（3）按照治疗原则进行，避免发生损伤。

（4）根据患者的病情、年龄和对治疗的接受程度，及时调整治疗方案。

四、常用运动疗法的护理

运动疗法的康复护理是根据物理治疗处方在物理治疗过程中对因病、伤、残造成的功能障碍进行功能促进方面的护理。

（一）康复护理评估的内容

同物理疗法的康复护理评估内容。

（二）康复护理准备

1.用物准备

上肢运动治疗器械，包括肩关节练习器、墙壁拉力器、上肢悬吊牵引架、肩梯、肋木、腕屈伸练习器、分指板等；下肢运动治疗器械，包括电动站立斜床、悬吊牵引架、站立架、股四头肌练习器、踝关节屈伸练习器等；还有全身运动治疗器械，如新近出现的多功能计算机运动治疗机；各种绳索、挂钩、滑轮、沙袋、哑铃等。要求治疗设备性能良好，安装连接准确，摆放整齐。插座开关均应安装漏电保护装置，接地稳妥，治疗前各种设备均应做漏电检查。

2.环境准备

室内外运动场物品摆放整齐、安全、空气流通、温湿度适宜。

3.患者准备

做好心理护理，解除患者的恐惧、疑虑，让其乐于接受治疗；向患者介绍治疗方法和作用，讲解有关注意事项。协助老、弱、行动不便者选择舒适、持久、便于训练的体位。

（三）康复护理实施

1.促进肌力训练的护理

可促进运动功能的恢复，防止继发性损伤的发生。主要用于各种原因引起的瘫痪、肌萎缩无力、骨折固定后、长期卧床不起、慢性腰痛等。增强肌力训练的常用方法有以下5种。

（1）被动运动：当肌力为0～1级时，可由人力或器械进行肌肉的刺激。如推、揉、捏或肌肉电刺激等，用于延缓肌肉萎缩及刺激瘫痪肌肉产生主动运动。

（2）主动助力运动：分为徒手助力运动和悬吊助力运动。

①徒手助力运动当肌力为1～2级时，不借用运动治疗器械，由康复护士帮助，进行主动活动，只给予最低限度的助力，随着肌力的改善，逐渐减少帮助。

②悬吊助力运动利用绳、滑轮、挂钩等运动器械，将要训练的肢体悬吊，然

后在水平面进行主动的免负荷运动。助力大小根据患者肌力而定，适用于肌力 2 级以下者。

（3）主动运动：当肌力为 2~3 级时，要鼓励患者进行对抗肢体重力的主动运动。主动运动的方法较多，易于操作，对神经、肌肉、关节的康复作用较好。

（4）抗阻力运动：当肌力为 3~5 级时，应由主动运动逐渐发展到抗阻力运动。常用以下方法。

①渐进抗阻练习法（PRE）：采用逐渐增加阻力的方法训练，在肌肉工作能力提高时，运动负荷量也随之增加。训练前先测定拟训肌群对抗最大阻力能连续完成 10 次动作的重量（做第 11 次时已无力完成），这个量就是此肌群的最大负荷值，称为 10RM 值。按此极限量分 3 组训练，第一组取 1/2 的 10RM 量，练习 10 次，第二组取 3/4 的 10RM 量，第三组取 10RM 全量依次各完成 10 次练习（负荷量也可由小到大，即 1/2、3/4、全量），每日练习 1 次，各组间休息 1 分钟，以调整负荷。以后每周测定 1 次 10RM 量，作为下周训练的基准，使其随肌力的增加而增加。

②短暂最大负荷练习（BME）：是等张抗阻练习与等长抗阻练习联合应用的肌力训练方法。即在最大负荷下以等张抗阻收缩完成关节运动，并在完成动作时维持等长收缩若干秒钟（5 秒以内为宜），重复 5~8 次，每日练习 1 次，负荷可每日逐渐增大至能维持为宜。

③等速抗阻练习：是一种较先进的保持恒定运动速度的肌力抗阻训练的方法，等速测试系统主要由操作系统和计算机处理系统组成，可用于四肢肌肉、脊柱的力量测试和训练及康复训练的疗效评定等。

（5）进行肌力训练护理的注意事项。

①根据医嘱选择训练方法。

②科学地调节运动量和训练频度，每日练 1~2 次，每次 20~30 分钟。可分组练习，中间休息 1~2 分钟，以训练后第 2 日无疲劳和疼痛为宜。

③促使患者积极参与，坚持练习。

④要防止损伤，避免疼痛及心血管不良反应。

2.关节活动范围训练的护理

关节活动功能训练是维持关节活动范围，促进运动受限关节功能恢复的康复技术。用于关节内外纤维组织挛缩及瘢痕粘连所引起的关节活动范围障碍。

（1）主动运动：根据患者关节活动受限的方向和程度，设计针对性的动作训练，内容可简可繁，可个人练习或相同患者分组集体练习。常用的有徒手体操和关节操，具有轻度的牵拉作用，可促进血液循环，松解组织粘连，维持和增加关节活动范围，但对重度粘连或挛缩效果稍差。

（2）主动助力运动的类型。

①器械练习。

②悬吊练习。

③滑轮练习。

（3）被动助力运动。

①关节可动范围的活动。

②关节松动术。

③持续性被动活动。

④关节牵引术。

（4）关节活动范围训练护理的注意事项。

①训练前先评估患者，了解关节活动受限的原因，心肺功能，治疗时可能出现的反应或不适。进行护患沟通，取得患者的理解与配合。

②指导患者尽量保持舒适、放松的体位，训练前可进行热身活动，降低发生运动性损伤的可能性。

③训练应有耐心，要早期多次反复地进行或持续较长的时间。

④被动或助力运动时，应严格掌握运动的强度和频度，避免牵拉已过度活动的关节，注意患者的疼痛反应。

⑤进行关节活动训练时可结合理疗及按摩等辅助治疗。

⑥关节术后或术后不久，关节损伤或炎症早期及制动时间不长，可选择关节持续性被动活动治疗方法，如无条件，则应小心地进行缓慢、平稳、不引起疼痛的训练。

3.增强肌肉耐力训练的护理

增强肌肉耐力训练的护理是指能提高身体持续进行某一运动能力的锻炼方法。因耐力训练是全身大肌群参加的一项持续性、周期性的动力训练，需运动、呼吸、心血管、代谢等系统的共同参与，因此必须严格按预备运动、训练运动、整理运动的程序进行。基本训练方法如下。

（1）医疗步行。

（2）健身跑。

（3）其他。

（4）肌肉耐力训练护理的注意事项。

①训练前要进行必要的体格检查，特别是心血管系统和运动器官的检查，以免发生意外或损伤。

②训练要循序渐进，切忌急于求成，超量训练。

③跑前做好准备活动，跑后做适当放松运动，避免突然开始或突然停止。

4. 平衡训练的护理

平衡训练的护理是通过运动中身体支持的面，由大逐渐到小的训练。

平衡训练的原则是从易到难。首先要求患者学会放松，减少恐惧心理，从最稳定的体位开始训练逐步过渡至最不稳定的体位，从静态平衡进展到动态平衡。训练的方法从卧位→坐位→立位→单足立位→单足跟立位→单足尖立位的平衡训练等。初期先训练静态姿势控制，适应后再施加适量的外力破坏姿势稳定，诱发调整效应，达到动态平衡。适用于神经系统疾病、小脑功能失调、前庭功能损害、肢体缺失、肌肉骨关节系统等疾病所引起的平衡功能障碍。

5. 协调训练的护理

训练包括上肢协调性训练、下肢协调性训练和躯干协调性训练。训练方法从卧位→坐位→站位→步行训练；先做大范围和快速的动作，再做活动范围小、动作缓慢的训练；从简到繁，逐步进行较为复杂的动作，每个动作反复练习3～4次，达到动作的自动化，改善主动运动的控制能力，恢复动作的协调性和精确性，提高动作质量。适用于深部感觉障碍，小脑性、大脑性运动失调等一系列不随意运动所致的协调运动障碍。练习在正常活动范围内进行，切忌过分用力，并注意保护。

（四）康复护理评价

（1）临床症状减轻，患者感觉舒适。

（2）操作规范，未发生意外损伤。

（3）护患沟通有效，患者有安全感，愿意配合。

第二节 作业疗法的康复护理

作业疗法（OT）是针对患者伤残情况，有目的地采取工作劳动、日常生活活动、休闲娱乐、认知活动等一些作业活动，对功能障碍或残疾的患者进行训练与治疗，最大限度地改善和提高其功能水平的一种康复治疗方法。作业疗法是康复治疗的主要措施之一，与物理疗法一起成为康复治疗的两大支柱。

一、目的

通过对患者的日常生活活动、娱乐活动、职业劳动和认知活动的反复训练，以缓解症状，改善躯体和心理功能，提高生存质量，最大限度地恢复正常的家庭和社会生活。

二、分类

（一）按治疗目的分类

1.功能性作业训练

包括运动功能作业训练、感觉功能作业训练、知觉功能作业训练、认知功能作业训练、改善心理状态作业训练、增强社会交往作业训练。

2.技能性作业训练

包括日常生活活动能力训练和指导、职业技能训练和指导、休闲活动训练和指导、使用康复辅助用具的训练和指导，改造生活、工作环境的指导，就业咨询和就业前训练。

（二）按作业名称分类

1. 木工作业

主要有拉锯、推刨、钉钉、砂磨木板，可维持和增强上肢肌力，维持和扩大上肢关节活动范围，提高身体耐力和改善协调功能。

2. 黏土作业

通过对各类黏土的调和、造型、着色、烧制等制作活动，可改善手－眼粗大与微细运动协调，增强手的肌力和上肢关节活动范围。

3. 园艺作业

园艺作业是一种综合性的作业形式，利用植物、园艺活动使患者与大自然紧密接触可强化全身肌力，维持扩大关节活动范围，改善躯体平衡协调，挖土作业可宣泄攻击性，定期修剪花木可培养责任感，促进生活和心理健康。

4. 手工作业

包括皮革工艺、铜板工艺、木雕工艺及其他小手工艺制作，具有提高集中注意力，培养创造性和耐心，缓和紧张情绪的作用，能维持和增强上肢肌力，扩大上肢关节活动范围，改善上肢和手指的灵活性。

5. 缝纫刺绣作业

可直接促进上肢、下肢和躯干功能的恢复，改善手、眼协调和动作的灵活性。

6. 日常生活活动作业

日常生活活动（ADL）是指人在日常生活活动中反复进行的、最必要的基本活动。

另外，还有读书绘画、娱乐休闲、社区活动等作业均能对人的身体、精神、心理、社会各方面起到治疗作用。

三、适应范围

（一）神经科方面

脑血管意外、颅脑损伤、脊髓损伤、周围神经病损、老年性认知功能减退等。

（二）骨科方面

骨折、手外伤、截肢、腰腿疼痛、关节置换术后、类风湿关节炎、骨关节炎等。

（三）儿科方面

脑瘫、发育迟缓、智力落后、学习困难、先天性畸形等。

（四）精神科方面

精神分裂恢复期、焦虑症、抑郁症、情绪障碍、器质性精神病等。

四、禁忌证

意识不清、严重认知障碍不能合作者，精神疾病发作期、休克、严重的脏器功能不全者。

五、作业疗法的作用

（1）促进躯体功能的恢复。

（2）促进残余功能最大限度地发挥。

（3）改善精神状态。

（4）提高日常生活活动能力和生活自理程度。

（5）提高职业技能，促进工作能力的恢复。

（6）其他。

六、作业疗法的评定和处方

（一）作业疗法的评定

要制订切合实际的作业疗法，需对患者的身心功能障碍进行综合评定。

（1）患者本人的评估。

（2）作业活动能力的评定。

（3）环境的评定。

（二）作业疗法的处方

（1）治疗目标与项目。

（2）治疗剂量。

（3）治疗时间和频度。

（4）注意事项：根据患者的病情、专长、兴趣、爱好制订作业处方，使其主动参与；作业治疗的过程需由少到多，由易到难，循序渐进；定期评价患者功能状态，及时调整治疗处方；作业治疗应在护士或患者家属的指导下进行，保证安全，防止发生意外。

七、作业疗法的康复护理

作业疗法的康复护理是在保证基础护理的前提下，根据作业治疗处方配合作业治疗对因病、伤、残造成的功能障碍进行日常生活能力提高的训练，预防并发症，为康复训练创造条件。

（一）康复护理评估

（1）病、伤、残的功能状态、障碍程度和范围、原因、康复的潜力及家庭支持度。

（2）患者对将进行的作业疗法的认识，情绪状态、心理反应、耐受能力、合作程度、近期重大生活事件、对现实的态度和对家属的态度。

（3）患者的年龄、病情、治疗目的、既往史、目前的生命体征、意识状态、心肺功能。

（二）康复护理诊断

对现有和潜在的康复问题和康复过程中的问题从名称、定义、诊断依据、相关因素四方面做出临床判断，作为制订康复护理计划的依据。

（三）康复护理计划

1.用物准备

根据不同的作业治疗要求准备充分。如改善手功能的手提式楔形箱、螺丝盘、橡皮筋、柱状或圆盘状插件、电子游戏机；木工工具斧、刨、锯、木块、砂磨板；改善平衡的独轮车、木滚球、套圈；塑形作业用的塑料泥、黏土作业用的硅胶土、橡皮泥；各种康复辅助用具及厨卫设施等。要求设备性能良好，安装连接准确，摆放整齐。电气设备插座开关均应安装漏电保护装置，接地稳妥，治疗前各种设备均应做漏电检查。

2. 环境准备

环境整洁、地面防滑、有安全保护装置、备有残疾人专用通道、空气流通、温湿度适宜。

（四）康复护理

（1）做好心理护理，向患者解释治疗的目的及康复作用，介绍治疗的方法、说明所应用治疗方法的感受和反应，解除患者对治疗的顾虑和恐惧等不良心理反应。向患者讲解有关注意事项，以取得患者的合作，乐于接受治疗。

（2）明确各种作业疗法的适应证和禁忌证，全面评估，以便及时发现问题，及时处理，以免造成不必要的痛苦和损伤。

（3）帮助患者做好作业训练前的必要准备，如排空大小便，留置尿管、夹板的固定，支具、托架、假肢的处理，穿大小、松紧、厚度适宜的衣服等。

（4）按作业处方执行治疗方法和治疗剂量。在治疗中密切观摩病情，了解患者治疗过程中的感觉和反应，如有异常反应及时报告医生。

（5）治疗结束后嘱患者休息20分钟，并给予适量饮水，测心率、血压，了解患者治疗后的反应，无不良反应才可护送行动不便的患者回病房。

（6）检查、清洁、整理设备和治疗环境。

（7）随时纠正患者在日常活动中的不良动作，以达到强化训练的目的。

（五）康复护理评价

（1）临床症状减轻，患者感觉舒适。

（2）操作规范，未发生意外损伤。

（3）护患沟通有效，患者有安全感，愿意配合。

第三节 言语障碍的康复护理

言语障碍是指组成言语的听、说、读、写4个主要方面的功能单环节受损或2个以上环节共同受损。通过各种手段对有言语障碍的患者进行针对性治疗，称为言语治疗即言语疗法。其目的主要是通过言语训练来改善患者的言语功能，提高交流能力；对于经过系统训练康复效果仍不理想者，可以借助于替代设备如交流板、交流手册等替代言语交流方式训练，同时加强非言语交流方式训练，如手势语，最大限度地达到恢复患者听、说、读、写能力。

一、目的

提高患者语言理解和表达能力（包括语言、阅读、听觉、手势及书写能力）。

二、分类

包括失语症、构音障碍、儿童语言发育迟缓、发声障碍等。

三、适应证与禁忌证

（一）适应证

凡是有言语障碍的患者都可以接受言语治疗。

（二）禁忌证

由于言语训练是训练者（言语治疗师）与被训练者之间的双向交流，因此，对伴有严重意识障碍、情感障碍、行为障碍、智力障碍、重度痴呆或有精神疾病的患者，以及无训练动机或拒绝接受治疗者，言语治疗难以实施或难以达到预期的效果。

四、言语障碍的治疗原则

（1）早期进行，抓住时机。

（2）针对性强，及时评定。

（3）难易适度，循序渐进。

（4）形式多样，长期坚持。

五、言语障碍的治疗形式

（1）"一对一"的训练。

（2）自主训练。

（3）小组训练。

（4）家庭训练。

六、言语障碍疗法的康复护理

（一）失语症

失语症的治疗，以提高患者的言语理解或表达能力为主要目的，即提高听力、阅读理解力、言语表达力、言语书写和手势表达能力。

1.治疗方法

（1）发音器官锻炼。

①咳嗽、清嗓练习：连续咳嗽出声 2~3 次，重复 10 次左右。

②缩唇、鼓腮的颊部练习：一手的拇、示（食）指挤压双颊同时双颊抗阻鼓腮、挤压和缩唇练习，共 20 次。

③舌的练习：舌的前伸、后缩。前伸时要求抵上、下唇，再抵左右颊部；横卷、竖卷舌，在口腔内舌沿牙齿转动，弹舌"的答"作响。每个动作重复 10 次左右。

④叩牙、咬唇练习：做切牙、磨牙、叩牙，左、右侧叩牙，各重复 10 次；再下牙咬上唇，上牙咬下唇，各重复 10 次。

⑤吹口哨练习：尽量吹出声响，调整气流发出不同声音。吹口哨要逐渐延长发声时间，每声重复 10 次左右。

（2）发音练习：指出某一语音的发音部位，示教口形，令患者模仿；发出正确语音令患者模仿。从语音检查中查出患者难发的音和容易发错的音，耐心教导矫正，宜用个别辅导法。发音训练要先元音后辅音、先张口音后唇音、先单音节后多音节，最后过渡到单词和句子的训练。

（3）命名训练：即说出物品名称训练。以日常生活用小物品或图画逐一提问"这是什么？"，患者不懂得回答时，给予正确答案，或用词头音、描述物品的用途加以提示或令其模仿说出该物名称，反复训练。

（4）读字练习：出示简繁不等的常用字词卡片，可引导患者读出该字词的音。

（5）口语练习：即口语表达训练，包括单词、句子和短文训练。纠正错误言语，耐心教导日常用语，可通过问答进行训练。

（6）会话练习：进行日常生活简短对话，训练"听""说"能力，给予言语刺激，引起患者反应，在会话过程中注意纠正语音，词汇及语法上的错误。

（7）阅读练习：采用单词、句子、图画匹配的方式，让患者阅读单词、句子并找出相对应的图画。还可以读报纸标题或文章小段落，注意纠正错误语音，改善流畅度。

（8）听理解训练。

①词语听觉辨认：把5～10张图片放在桌面上，随意说出一单词，要求患者从摆放的图片中指出相应的图片。

②执行命令：让患者执行治疗者发出的指令，如"张开嘴巴"。

③回答是非问题：如问"一个星期有7日，对吗？"。

（9）书写练习：从写自己姓名开始，然后是抄写、听写词语和句子，再给出不完整的句子，填写适当的词使句子完整，最后自发书写句子和短文。

2. 实用交流能力的训练

失语症交流促进法。

3. 非言语交流方式的利用和训练

（1）手势训练。

（2）画图训练。

（3）交流图、交流板或交流手册的应用。

（4）电脑交流装置。

（二）构音障碍

1.治疗方法

（1）松弛疗法：主要是通过呼吸和四肢远端关节的活动，缓解患者的紧张心理，从而间接降低构音器官肌肉的紧张性。包括有以下4种：①下肢放松训；②躯干放松训练；③上肢放松训练；④肩颈头部放松训练。

（2）呼吸训练：呼吸气流量和呼吸气流的控制是正确发音的基础，也是语调、重音、音节、节奏形成的先决条件。

（3）发音器官控制训练：一般情况下，按呼吸、喉、腭和腭咽区、舌体、舌尖、唇、下颌运动逐个地进行训练。包括：①本体感觉刺激训练；②舌唇运动训练。

（4）发音训练：待患者发音器官运动功能基本恢复后，可以开始进行发音训练，包括发音启动训练、持续发音训练、音量控制训练和鼻音控制训练。要先元音后辅音、先张口音后唇音、先单音节后多音节，最后过渡到单词和句的训练。

（5）言语清晰度的训练：让患者用不同方式说同一句短句，例如，分别以急躁、愤怒、惊讶、高兴的方式说"你要去哪里？"包括发单音及控制言语速度。

（6）言语节奏的训练

①重音练习。

②语调练习。

③停顿练习。

2.交流辅助系统的运用

最简单的有图片板、词板和句子结构板，经过训练，患者可以通过交流板上的内容表达各种意思。在为患者设计交流板时，要对患者的运动机能、智力、言语能力等进行全面的评定，充分利用残余功能来设计。例如，对重度四肢瘫痪者可以利用"眼指示"或"头棒"的控制方法来选择交流板上的内容进行交流，随着患者交流水平的提高，要调整和增加交流板上的内容，最终使患者能使用现代的交流辅助系统以补偿重度构音障碍所造成的言语交流障碍。

（三）言语失用

评定言语失用患者，首先能够从听觉上判断出正确音和错误音，并且确定目标音的位置，其次利用视觉来指导构音器官发音，建立和强化视觉记忆。治疗时可参照以下 8 个步骤逐步进行。

第一步：在视觉（口型）+ 听觉刺激下与患者同说。

第二步：呈现视觉刺激来复述。

第三步：在听觉刺激下复述。

第四步：在听觉刺激 5 秒后再复述。

第五步：利用文字刺激进行朗读。

第六步：除去文字刺激后说出目的词。

第七步：提问后自发回答。

第八步：在有游戏规则的场合下说话。

在临床上还要进行以下治疗。

（1）发声训练。

（2）构音器官训练。

（3）构音训练。

（4）言语方式的变化训练。

（四）言语训练的康复护理

1. 提供良好的言语训练环境

环境尽可能安静、整洁，减少人员进出，避免外界干扰；室内光线、温湿度适宜；安排舒适稳定的桌椅；房间内可有适宜的刺激，如壁画、花草；训练时可以选择个别训练、自主训练、集体训练或者家庭训练，不管何种训练方法，环境都要尽量轻松，激发患者的主动交流积极性，避免分散患者注意力，加重紧张情绪。

2. 将言语训练贯穿于日常生活和护理行为中

护士应熟悉掌握各种治疗技术，根据患者的特点，充分发挥与患者接触最多、时间最长的优势，将言语的康复贯穿在治疗与护理活动中。同时，让患者家属了解言语训练的内容，掌握简单的训练技巧配合护士完成对患者的康复治疗。

3. 掌握患者的情趣变化

当患者情绪低落时，应缩短治疗时间或选择患者爱好的文娱活动，如下棋、打扑克、收听音乐等，或间断治疗。在患者精神情绪饱满时，可延长治疗时间和增加治疗的项目和难度。当取得一定治疗进展时应予以鼓励，坚定其信心，训练中缺点的提示有助于患者自我纠正。言语矫治的内容要适合患者的文化水平及生活情趣，所选用的题材要使患者感到有兴趣，先易后难，循序渐进。

4.鼓励患者主动训练

患者因为言语肌肉无力或者不协调导致发音不准、吐字不清、语速语调不均匀等情况，训练时要耐心，避免急躁、急功近利，对于患者的微小进步要给予及时鼓励。在训练过程避免过度疲劳，以免加重症状影响患者训练的信心。

5.借助非语言交流方式训练

除有意识地训练患者外，在患者与他人的交流过程中，还可以指导他们借助手势、面部表情等交流方式进行训练。

6.注重结合心理护理

言语障碍的康复训练全过程都离不开对患者的心理护理，因为大多数的患者不仅是躯体功能的不健全，心理行为方面的不健全往往也是影响他们康复效果的主要因素。因此，心理护理对此类患者尤其重要。他们的依赖性增加，被动性增强，行为幼稚，要求别人关心自己；主观感觉异常；猜疑心及自卑感加重，喜欢察言观色、自我推断。在临床护理过程中，要针对患者的个体性采取相应的心理护理措施。

第四节　高压氧治疗的护理常规

一、高压氧治疗前的护理

（1）详细了解每位患者的病情，主要检查结果与诊断，做好入舱前的各项医疗辅助检查，如测量血压、脉搏与呼吸及专科的特殊情况等，并做好记录。排除禁忌证后方可入仓，并防止治疗中出现不良反应及意外。

（2）协助检验科采血做检查，督促患者进餐（勿过饱）、服药、更衣、排尽大小便。对大小便失禁或昏迷患者进舱前应妥善处理，备好便器。

（3）心理准备：由于高压氧治疗是在一个密闭的高压氧舱内进行，患者对此常常有一定的恐惧心理和紧张情绪。应做好宣传解释工作，详细介绍治疗环境和安全性，耐心解释高压氧治疗设备的原理、加压、稳压、减压时的感受和注意事项、出现的不适反应及预防方法，消除恐惧和疑虑等心理状态，并同时发放"患者须知"给患者，争取患者配合治疗。

（4）严守"安全第一，预防为主"的方针，每日重申进舱要求。舱内外严禁吸烟，仔细检查严禁火种（如火柴、打火机、电子产品）及易燃易爆物品（如乙醇、油脂、发胶）入舱，防止发生火灾。严禁穿着易产生静电火花的化纤服装（如尼龙、腈纶、的确良等），按要求更换全棉质的病号服入舱。严禁携带塑料制品、保温杯、一次性制品入舱，防止压力变化时损坏。

（5）教会患者预防各种气压伤的知识，对首次治疗的患者，加压前常规给予1%呋麻合剂点鼻，特别是教会中耳调压动作的方法及其具体要领。如吞咽法（饮水和吞咽唾液）、咀嚼法（咀嚼糖果）、捏鼻鼓气法（深吸一口气后捏住鼻孔，紧闭双唇，用力作向外呼气的动作，以增加呼吸道内压力，驱使气体进入耳咽管，使鼓膜内外压力平衡）、上、下、左、右活动上下颌关节等方法，以减少中耳气压伤。

（6）教会患者正确连接吸排氧管，正确佩戴面罩（面罩戴正、戴紧、面罩下端应压在下颌上勿包住下颌，使其与面颊部紧贴，下颌与鼻根部勿漏气），正确吸氧（呼吸呈正常速度稍用力，切忌过深、过快呼吸以引起机体不适），正确使用通信联络方法、紧急报警装置未经许可勿乱动舱内设备。

（7）气管切开后24小时内不宜进舱，防止渗血与出血，防止皮下气肿与气胸。入舱前向气囊内注入适量的生理盐水，以防气囊内气体随舱内压力的变化而引起气管壁的损伤。多采取侧卧位或平卧位，头偏向一侧，保持呼吸道通畅。对有气胸者，需密闭引流后方可进舱。

（8）气管切开患者确保能自行咳痰，并能耐受80分钟不吸痰方可进入单人纯氧舱治疗。要求敞开气管切口，用特制的半圆形支架覆盖，周围15cm内无遮盖物，以防堵塞气管切口造成窒息；痰多者进舱前先吸痰。

（9）瘫痪患者将患肢置于功能位。

（10）躁动者双手被动防护，以防自发拔除各种管道及乱动舱内设备引起危险。

（11）冬日盖好棉被保暖。

（12）纯氧舱患者将头发全部塞入纯棉帽内并适度喷水使其潮湿，固定好防静电装置。

（13）纯氧舱患者入舱前开放各种引流管（胸腔引流管除外）。

（14）检查并备齐舱内抢救药品及器材。检查供排氧系统的供排氧管、三通管和吸氧面罩是否配备齐全，连接是否正确，仔细倾听有无漏气的"咝咝"声，吸排氧阻力是否合适。检查舱内的吸引器及导管连接是否正确。

（15）遇危重患者时，做好进舱抢救与护理的一切准备工作。

二、高压氧治疗中的护理

（一）加压阶段（从升压开始到预定治疗的压力值所需要的时间称升压时间）

（1）开始加压后，通知患者做好升压准备。在整个治疗过程中，舱内外必须保持联系，互通情况，密切配合。

（2）经常询问舱内患者感觉，如有不适，指导患者或陪舱者协助患者做调压动作，如喂水，抬举或移动患者下颌骨，协助其捏鼻鼓气。升压初期鼓膜出现压迫感，如果耳咽管口开张不良，鼓膜内外压差达 0.02MPa 时，便可产生耳痛，压差达 0.06MPa 时可使鼓膜破裂。因为气压伤最易在舱压升至 0.02～0.06MPa 时出现，所以在此期间加压应缓慢。

（3）密切观察患者的病情，监测各项生命体征的变化。

第一，高血压患者，随着高浓度氧的吸入，可使血管发生收缩，外周血管阻力增大，导致血压升高，应加强监测及询问有无头晕、头痛等高血压症状。

第二，由于加压时随着舱压的升高，呼吸气体密度增加，呼吸阻力也会相应增大，呼吸动作由常压时的被动式转为主动式，增加了呼吸的难度。因此，对原有肺功能障碍或呼吸浅弱的患者，应严密注意其呼吸频度和幅度的改变。

第三，昏迷患者由于不能做调整咽鼓管通气的动作，应注意其面部表情，有无鼻出血等。

（4）保持呼吸道通畅，痰多有吸痰指征时及时吸痰（舱压低时用 50～100mL 注射器或脚踏式负压吸引器吸痰，舱压达 0.03MPa 以上时，可使用舱内负压吸引器吸痰）。

（5）患者输液时，由于舱内加压，墨菲氏滴管内气体被压缩，液平面较高，有时甚至看不到液体滴速。因此，加压时宜将墨菲滴管内液平面调到较低位，待稳压后再重新调整液平面。

（6）加压期间暂时关闭各种引流管（胸腔引流管除外），待稳压后给予开放。

（二）稳压（吸氧）阶段（维持舱内治疗压力稳定不变称为稳压）

（1）稳压后，指导或陪舱者协助患者戴好面罩或吸氧装置，随时观察吸氧情况，如吸氧不良及时做好调整。若面罩佩戴不严，可导致氧气外漏，不但吸氧量不足，影响治疗效果，还会使舱内氧浓度升高，增加治疗的危险；另外，不仅增加氮气的吸入量，还会增加减压病发生的可能。此时应指导患者尽量保持安静，正确呼吸，勿过度换气，以导致头晕、头痛及呼吸肌疲劳。对使用有呼吸囊供氧装置的患者，应反复强调严禁拍击或挤压呼吸囊，以防造成肺气压伤。

（2）注意观察患者面部表情，有无面部肌肉抽搐、出冷汗、流涎、面色苍白、烦躁不安等氧中毒的先兆症状。如发生，嘱患者摘掉面罩，改吸空气，如在大舱，必要时医务人员进舱处理或减压出舱后再处理。纯氧舱，应适当输入空气，排出舱内氧气，降低舱内的氧浓度，并逐步减压出舱。

（3）稳压期间，舱压波动范围不应超过 0.005MPa，以免舱压忽高忽低引起患者不适。

（4）始终保持呼吸道通畅。尤其是对气管切开患者更应严密观察，以防痰液堵塞，造成窒息（纯氧舱患者进舱前吸痰，勿覆盖气管切开口）。

（5）严密观察病情变化，为诊断和治疗提供线索，并做好治疗记录。

（三）减压阶段（从高压降到常压的过程称减压阶段）

（1）减压时开放各种引流管。

（2）减压时气体膨胀，吸热舱温下降，注意保暖（有条件的开暖空调）。

（3）减压时舱内可能出现雾气，患者出现腹部不适、便意等现象，均属正常，勿紧张。

（4）减压时舱内压力降低，输液瓶内墨菲氏滴管内气体膨胀，致墨菲滴管内液平面较低。而瓶内压力高于瓶外，输液速度加快，有使气体进入血管造成气栓的可能。因此，应插入长血浆分离针头（或心内注射针头）至瓶内液平面以上，以保证排气，并夹住原通气管，防止液体从通气管喷射而出。同时调整墨菲管内的液平面到较高水平，控制滴速，或使用软包装输液袋。对静脉切开或锁骨下静脉穿刺输液者尤应密切观察，防止气栓症的发生。

（5）严密观察病情变化，如有异常及时报告，特别是如下情况。

第一，特别要防止支气管痉挛或阻塞。因为肺泡内压力差若达到 10.67～13.33kPa 时，即可发生肺组织撕裂，所以指导患者正常呼吸，不要屏气，不要用力咳嗽，不得挤压呼吸囊，以免造成肺气压伤。一旦发生肺气压伤，应停止减压，迅速重新升压至症状消失，报告医生紧急处理。

第二，脑缺氧、脑外伤患者有脑水肿，在减压时可出现"反跳"，此时应用激素地塞米松 10mg 静脉注射或脱水药（甘露醇等）静脉滴注，同时缓慢减压。

第三，有害气体中毒、溺水等肺水肿的患者，在减压时也可"反跳"，此时可用强心药、利尿药、激素等治疗。

第四，手术后患者注意观察伤口情况，若有大量渗血，应采取相应措施后缓慢减压出舱。

第五，应询问患者有无不适，有无皮肤瘙痒及关节疼痛、头痛、腹痛等现象，以防发生减压病，同时做好病程记录。

（四）氧舱内采血、注射药物及吸痰

1. 采血

舱内抽血检验方法与常压下相同，只是静脉血经舱内"高氧效应"后变动脉化，色鲜红，故应防止误抽动脉血。当在舱内采动脉血作血气分析时，抽完血后应把针头插入橡皮塞内，再用胶布把内外套管及针头与针管连接处缠紧，经传物筒缓慢减压取出。目的是防止气体进入注射器的动脉血内形成气泡，影响检查结果。

2. 注射给药

因为高压氧舱内压力与安瓿瓶内压力不平衡，故开启时可发生两种情况：在升压阶段，当安瓿瓶内压力低于舱内压，开启时玻璃碎片易落入瓶内污染药品；反之，在减压阶段，舱内压低于安瓿内压力时，玻璃易向外飞溅伤人。为防止上述情况发生，10mL 以上的安瓿瓶最好在舱外开启，抽好药液后带入或从递物筒递入舱内；10mL 以下的最好用消毒纱布包裹后再开启，抽取时检查安瓿瓶内有无玻璃碎片，注意要无菌操作。

3.吸痰

舱内压低于0.03MPa时用50～100mL的注射器或脚踏式吸引器吸痰，舱内压达0.03MP以上时，可使用舱内负压吸引器吸痰。舱内负压吸引器是利用舱内外压差来达到吸引目的的加压前负压装置应关闭，以免加压时漏气。舱内负压装置上应有旋塞式调节阀门及负压表。使用时由小到大逐渐打开旋塞，调节到所需的压力，即可吸引。使用时应控制好旋塞，调节好压力。旋塞开得过快过大，负压大时极易损伤鼻咽气管的黏膜组织，旋塞开得太小或负压太小，则不能达到吸引目的。吸引方法与常压下相同。

三、高压氧治疗陪舱护理常规

危重患者在高压氧治疗中，护理程序较多，操作复杂，因此陪舱护理必不可少。

（一）进舱前的准备

（1）全面了解入舱患者的病情，详细记录进舱前的生命体征和专科的特殊情况。

（2）备齐各种医疗仪器、治疗护理用品及药物，准备好抢救记录单，检查有无易燃、易爆品，防止误带入舱中。未配备舱外生命体征监护设备的，可将便携式生命体征监护仪安装干电池带入舱内使用。

（3）检查输液装置是否符合进舱要求，尽量使用软包装输液袋，若使用输液瓶，应将长针头插入输液瓶底部空气中，避免氧舱加压减压时输液瓶内的气压波动出现滴速变化与气栓的发生。

（4）检查患者身上各种引流管的流向、安装与连接，妥善固定各种导管。

（5）执行进舱前的医嘱，做好高压氧治疗抢救的一切准备。

（6）对患者做好进舱前的思想工作、宣传工作和注意事项的解释。

（二）治疗中护理

（1）加压开始时协助患者作调压动作，密切观察患者的神志、瞳孔、呼吸、心率和血压变化。

（2）稳压后，协助患者戴好面罩或吸氧装置开始吸氧，观察吸氧情况，随时调整氧流量。

第一，昏迷、危重急救、老年呼吸乏力、体质极度瘦弱的患者和儿童佩戴面罩后，可采用供氧呼吸调节器开放式一级供氧。要求面罩与面部尽量紧贴不漏气。

第二，气管切开和昏迷患者的吸氧。①使用特制的吸氧头罩，将头部、颈或（和）胸部一起罩住，尽量密闭不漏气，采用一级供氧方案，也即为零阻力状态下吸氧；②将"V"型管接一"L"型连通管直接与气管切开套管口相接，采用供氧呼吸调节器开放式一级供氧。

（3）对于不能配合使用普通面罩吸氧的儿童应注意以下两点。

第一，可采用婴儿氧罩，方法为：在舱内压力达到治疗压力后，将患儿放入氧气罩内，先用高流量快速给氧法，使氧罩内氧浓度在6分钟内达到85%以上，然后持续低流量供氧，使氧罩内氧浓度始终保持在85%以上，吸氧50分钟后待减压出舱。

第二，使用特制的吸氧头罩，将头部、颈部一起罩住，使其密闭不漏气，罩的一端与供氧软管相连通，罩的另一端与排气管相连，将呼出的气体排出舱外。供、排氧内均无活瓣，采取直排式供氧。

（4）呼吸道的护理。保持呼吸道通畅是保证高压氧治疗疗效必不可少的条件。重危、昏迷患者应注意以下8点。

第一，昏迷患者，应防止舌后坠堵塞呼吸道。患者应取侧卧位或头偏向一侧，以防呕吐物被误吸而致呼吸道阻塞。

第二，气管切开患者、咳嗽反射减弱、痰液不能自主排出或呼吸道分泌物增多者，应经常利用舱内负压吸引装置或气动呼吸机吸痰。

第三，吸痰时舱内负压吸引负压不宜过大，吸痰时缓慢打开舱内负压吸引装置，一般负压表上不得超过200mmHg（26.7kPa）。

第四，由于舱内吸入高分压氧，呼吸阻力增大，患者呼吸会变慢、变浅而致通气量降低。对此，应随时调整供氧压力和流量，必要时可予以气管插管进行辅助呼吸。

第五，对支气管所致痉挛导致严重呼吸困难者，应及时给予解痉药，必要时降低氧压。

第六，对抢救因缺氧而致的肺水肿，仅靠负压吸引分泌物不能解决问题，应针对病因采取措施，并适当增加舱压，加大供氧量，必要时予以气管插管辅助呼吸等措施，以保证迅速纠正因缺氧而发生的肺水肿。

第七，自主呼吸恢复不满意或呼吸衰竭的危重患者，减压时应保持有效的人工辅助呼吸，并适当减慢减压速度，防止肺气压伤的发生。

第八，经鼻或口插管患者，不宜入单人纯氧舱治疗，应入多人空气舱治疗。痰多吸痰时需注意选用塑胶吸痰管，配合呼吸，吸气时插入，呼气时暂停，遇到阻力后切勿强行插入，待患者呛咳时迅速抽吸，吸痰动作一定要轻柔、彻底，应间断吸引。

（5）观察患者的生命体征并做好详细记录。注意患者是否有氧中毒的表现。

（6）严密观察静脉输液及所带导管、引流管，严防气栓症与气压伤的发生。

（7）减压时，开放所有引流管，调整墨菲氏滴管的液平面，防止气体进入循环系统，若加压时向套管气囊注入气体，此时应抽出等量气体，以免气囊膨胀压迫气管黏膜。减压时，病情易发生变化，此期间应加强观察。

（三）出舱后的注意事项

（1）患者安全出舱后，陪舱人员应向有关人员做好交接工作，共同查看患者。

（2）陪舱人员必须完成陪舱记录的书写后方能离岗。

（3）出舱后，应将带入舱内的仪器、用具清洗消毒整理归位。

四、婴幼儿高压氧治疗护理常规

婴幼儿高压氧治疗的护理与成人基本相同，但婴幼儿不能提供主诉，不能配合治疗，不会使用吸氧装置，因此护理上更需要耐心周到，给予更多的关怀与照顾。

（1）首先认真阅读病历，详细了解病情及治疗方案。

（2）与幼儿进行交流和互动，消除其害怕或恐惧心理。

（3）根据年龄、身高、病情选择舱型，新生儿及不会翻身的婴儿可在婴儿舱治疗。对于4个月以上会翻身的婴幼儿、病情欠平稳的患儿应尽量在其家属陪伴下进空气加压舱或单人纯氧舱治疗。

（4）在整个治疗过程中仔细观察，防止发生各种意外，保证治疗安全、有效。

（5）减压时患儿哭闹屏气可导致肺气压伤，应暂停减压，待患儿安静后再继续减压。

（6）做好清洁消毒和各种治疗记录。

五、高压氧舱内外的清洁消毒护理常规

（1）治疗环境应保持清洁通风，每日用诗乐消毒药喷雾消毒，紫外线消毒每周1次。

（2）地面：每日用速消净拖地2次。

（3）高压氧舱体每周擦拭2次。

（4）病号服、拖鞋每人1套固定使用，只能在本科范围内穿着，疗程结束后清洗消毒。

（5）舱内无菌操作的消毒用品为碘伏。

（6）舱内每次治疗前后，用诗乐消毒药喷雾消毒，通风换气。

（7）每日治疗结束后用速消净拖地面，抹擦舱内座椅、舱壁及附属设备，舱内用诗乐氏喷雾消毒。每周彻底清洁舱内卫生1次。

（8）提倡使用1人多次性面罩和吸排氧管。每人1份，使用后自己保管。

（9）如仅吸氧面罩个人使用，而吸排氧管公用，则三通管口每次治疗后用诗乐消毒药喷雾消毒1次，三通管、吸排氧管每周清洗，并用戊二醛或速消净浸泡消毒1次。

（10）预定舱内手术，舱内应按手术室要求严格无菌。

（11）对危重抢救的伤病员，有伤口或气管切开者，入舱前应做彻底的舱内消毒。

（12）凡经确诊为破伤风、气性坏疽等厌氧菌感染者入舱时，应严禁带有伤口的其他人员同时入舱工作或治疗。出舱后应严格按终末隔离技术消毒处理。

第一，空气消毒：每次100m³体积12mL乳酸蒸30分钟后通风，每日1次。

第二，地板、舱壁、舱内设备用速消净溶液擦拭，每日1次。

第三，舱室封闭3日后进行卫生清洁，空气培养3次阴性后方可开放使用。

（13）每月进行空气细菌培养1次。

参 考 文 献

[1] 何朝文 . 新编呼吸内科常见病诊治与内镜应用 [M]. 开封：河南大学出版社，2020.

[2] 何权瀛 . 呼吸内科诊疗常规 [M]. 北京：中国医药科技出版社，2020.

[3] 刘敬才 . 呼吸内科疾病诊断与治疗 [M]. 北京：科学技术文献出版社，2020.

[4] 柳光远 . 呼吸内科疾病诊断与治疗 [M]. 北京：北京工业大学出版社，2020.

[5] 杨晓东 . 临床呼吸内科疾病诊疗新进展 [M]. 开封：河南大学出版社，2020.

[6] 王光辉 . 呼吸内科临床诊疗技术 [M]. 天津：天津科学技术出版社，2019.

[7] 樊淑娟 . 呼吸内科临床诊治精要 [M]. 北京：科学技术文献出版社，2019.

[8] 张衡中 . 呼吸内科危重症诊疗 [M]. 北京：科学技术文献出版社，2019.

[9] 李芳 . 呼吸内科疾病临床诊疗技术 [M]. 北京：科学技术文献出版社，2019.

[10] 唐华平 . 呼吸内科疾病诊治 [M]. 北京：科学技术文献出版社，2018.

[11] 王季政 . 呼吸内科临床诊疗 [M]. 天津：天津科学技术出版社，2018.

[12] 梁名吉 . 呼吸内科急危重症 [M]. 北京：中国协和医科大学出版社，2018.

[13] 郭娜 . 呼吸内科常见病的诊断与防治 [M]. 武汉：湖北科学技术出版社，2018.

[14] 吴伟 . 临床急诊与重症 [M]. 北京：科学技术文献出版社，2019.

[15] 侯广臣，李友，秦学亮 . 实用重症监护技术 [M]. 汕头：汕头大学出版社，2019.

[16] 李琳 . 临床重症医学技术 [M]. 沈阳：沈阳出版社，2019.

[17] 隆云 . 中国重症基层诊治流程 [M]. 中华医学电子音像出版社，2020.

[18] 王雪松 . 康复治疗理论与实践 [M]. 北京：科学技术文献出版社 , 2020.

[19] 刘越 . 实用康复治疗与操作技巧 [M]. 开封：河南大学出版社 , 2020.

[20] 孙远标 . 实用康复治疗学 [M]. 长春：吉林科学技术出版社 , 2016.

[21] 中华医学会 .2018 重症医学 [M]. 中华医学电子音像出版社，2018.

[22] 石姝梅 . 内科重症模拟救护 [M]. 上海：上海交通大学出版社，2018.

[23] 戴景斌 . 内科急症与重症 [M]. 北京：科学技术文献出版社，2018.